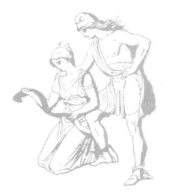

性与情的真相

商学军　施国伟　王阳赟　主编

科学技术文献出版社
SCIENTIFIC AND TECHNICAL DOCUMENTATION PRESS
·北京·

图书在版编目（CIP）数据

性与情的真相 / 商学军，施国伟，王阳赟主编 . —北京：科学技术文献出版社，2019.12

ISBN 978-7-5189-6085-9

Ⅰ . ①性… Ⅱ . ①商… ②施 …③王… Ⅲ . ①性教育—普及读物 Ⅳ . ① R167-49

中国版本图书馆 CIP 数据核字（2019）第 203362 号

性与情的真相

策划编辑：王黛君　责任编辑：张凤娇　责任校对：张吲哚　责任出版：张志平

出 版 者	科学技术文献出版社
地　　址	北京市复兴路 15 号　邮编 100038
编 务 部	（010）58882938，58882087（传真）
发 行 部	（010）58882868，58882870（传真）
邮 购 部	（010）58882873
销 售 部	（010）82562753
官方网址	www.stdp.com.cn
发 行 者	科学技术文献出版社发行　全国各地新华书店经销
印 刷 者	天津中印联印务有限公司
版　　次	2019 年 12 月第 1 版　2019 年 12 月第 1 次印刷
开　　本	880×1230 1/32
字　　数	153 千
印　　张	7
书　　号	ISBN 978-7-5189-6085-9
定　　价	49.80 元

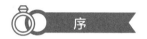

序

　　性，从心从生。人之阳气、性善者也。人的本性，是具备生命力、创造力、向上提升能力的。我们的创造力与生命力，往纵向发展，创造出人类文明；往横向发展，诞生出泱泱族群，繁衍不息。性生活是人类生活的一部分，而完美的性生活及其带来的身心愉悦感是任何时候都不能忽略的。性，或许在您的眼中已不再是神秘而隐私的话题。作为成年人，您不仅需了解自己的身体、自身的性状况，更需要知道如何释放自己，让双方都身心愉悦。但是，据有关数据显示：中国的家庭在性健康水平上有衰退趋势，全社会性健康意识的淡漠和不健康的生活方式，对性健康形成的危害是影响人类生殖健康的重要因素之一。而营养不良、糖尿病、高脂血症、心肌梗死等疾病，也会影响性欲和性反应，甚至会让人完全丧失性欲或性行为。

　　拥有性健康、满意的性生活是每个人及其伴侣的共同心愿。为了让人们更多地认识性健康、把握性健康、拥有性健康，由《中华男科学杂志》、上海市闵行区盆底中心、复旦大学附属上海市第五人民医院盆底及男科疾病诊疗中心编写的《性与情的真相》，充分反映了当前性功能障碍疾病的最新进展，告诉您如何保持住您的"性"感。诚然，这也是一本性健康科普读物，全书从两性健康科普知识、常见的两性疾病、性疾病中医治疗和性医学行为治疗等新理念方面，进行一一阐述。详细解读了两性疾病相关知识及最新治疗进展，并创造性地提出了新的训练方法。《性与情的真相》是一部兼具科普性与专业性的读物，对于大众、患者、男科及相关科室的医生及医学生都是一部很有价值的参考书，对两性疾病感兴趣的临床工作者也将有较大的帮助，也是年轻医师学习参考的一部很好的教材。

书中内容从两性健康常见疾病、饮食、运动、心理健康等多个方面着手，文章以案例加专家解析点评的方式，精心地为大家提供全面的性健康指导，读者可以是各年龄段人群。本书会让男人懂得女人的不易，让女人更加了解男人的健康，让双方营造更加和谐的两性关系。相信这本精心打造的《性与情的真相》会成为广大读者生活的一部分，让其为人们的性健康护航，为性生活带来更多的快乐。

第一章
男性性健康
性是爱最真情的告白

目录

第二章

女性性健康
性是爱最真挚的表达

第三章

中医说房事

祖国医学博大精深

附录

健康自评表

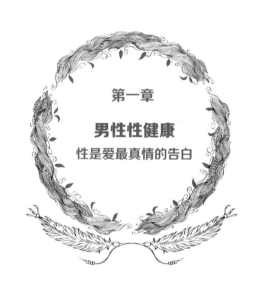

第一章

男性性健康

性是爱最真情的告白

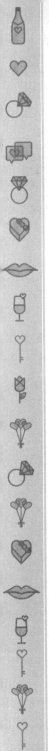

"丁丁"和"蛋蛋"的故事

人们喜欢将阴茎和睾丸称作"丁丁"和"蛋蛋",名字形象而不粗俗。下面就分别讲讲"丁丁"和"蛋蛋"的故事,一探其内部由什么构成,又有什么功能。

阴茎是男性外生殖器的一部分,是男性性交和排尿的器官。阴茎呈柱状结构,由神经、血管和 3 条平行的海绵体组成。其末端形成球状的隆起,叫阴茎头,俗称龟头,这是阴茎的敏感部位。在阴茎头下方,连接阴茎头和阴茎体的另一层薄的皮肤(实际上感觉像一个隆起)叫做阴茎系带,此处异常敏感, 在性医学中称为男性 G 点(性兴奋点,会产生很大性快感的部位)。

阴茎内部虽然没有骨头,但当性兴奋时,阴茎海绵体因血液充盈膨胀而引起阴茎勃起。此时进入阴茎的血液量多于流出的血液量,阴茎胀大,变得坚硬挺拔以完成其性功能,并通过射精将精液输送到女性阴道的子宫颈附近。

阴囊是腹股沟与阴茎后部的一个松弛的皮肤囊,犹如蛋蛋的蛋壳。这个囊松弛地挂在身体上,里面装着产生精子的器官——睾丸。阴囊的结构有好几层,其中最重要的是提睾肌层。睾丸在阴囊中的位置就是由提睾肌控制的。提睾肌好像是一台升降机，在受冷时收缩，把睾丸提向躯体；受热时则把睾丸降回阴囊。

睾丸是一对稍扁的卵圆形器官，表面光滑。新生儿的睾丸相对较小，青春期迅速发育增大，老年男性则随功能衰退而逐渐萎缩变小。阴囊以中线为界分为二"居室"，左右睾丸就分居左右两室，相安无事。睾丸的主要功能是产生精子和分泌雄性激素来维持男性第二性征和性功能。睾丸表面有一层坚厚的组织叫睾丸白膜，睾丸内部众多纵隔分成200 ~ 300 个小叶，每个小叶含有 2 ~ 4 个弯曲的细管，叫生精小管。生精小管是产生精子的地方，相当于制造精子的工厂。成人睾丸每天可产生 2 亿个精子。生精小管相互吻合成直细精管，并开口于纵隔内的睾丸网。睾丸网发出 12 ~ 15 条睾丸输出小管，汇入附睾管，再延续为输精管。过程犹如万涓溪水，最终汇成河流。精子由生精小管产生，进入直细精管，经睾丸网、输出小管进入附睾管，并贮存在附睾尾部，射精时由输精管输出。在生精小管之间的组织中有一群群的间质细胞，是产生男性雄性激素——睾酮的主要部位。睾酮是促进精子产生、维持男性第二性征和性功能的主要物质。

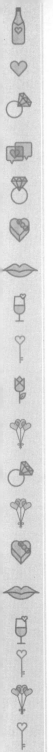

"小蝌蚪"与"小泡泡"的浪漫爱情

"我从哪里来？"很多人小时候得到的答案都是"从垃圾堆里捡来的"。如今，"捡来的"一代升级为父母，面对有着相同困惑的孩子，他们不想用自己小时候得到的答案糊弄过去，但又该如何解释呢？

性交是"爸爸"和"妈妈"表达爱意的亲密方法，"爸爸"的阴茎会放出不计其数的"小蝌蚪"（精子）进入"妈妈"的阴道里。"小蝌蚪"们比赛看谁跑得快，看谁先找到"妈妈"子宫里的"小泡泡"（卵子）。所以"小蝌蚪"与"小泡泡"的浪漫爱情就是精子和卵子结合，叫受孕或受精。受孕过程为：性交时，男方将精液射入女方的阴道内，精子依靠尾部摆动向子宫游去，然后再进入输卵管。男性每次射出的精液中含有数亿个精子，但极大部分精子在阴道酸性环境中失去活力或死亡，只有极少数精子能够克服重重阻力到达输卵管。精子从阴道到达输卵管的时间，最快仅数分钟，一般需要 1.0 ～ 1.5 小时。到达输卵管的这些精子，3 天后就失去受孕能力。女性在育龄期，卵巢每月排出一个成熟的卵子，卵子排出后被输卵管伞捕获而进入输卵管。卵子排出后的 24 小时内，如果在输卵管中遇到精子，则卵子就被一群精子包围，其中只有一个精子能钻入卵子内受精。受精后的卵子为受精卵。受精卵在输卵管内一边发育一边逐渐向子宫腔移动，在受精后 7 ～ 8 天即可到达子宫腔，植入到子宫内膜并不断地吸取营养，逐渐发育为成熟的胎儿。

 硬科普

很多人想弄明白，怎么吃才能让含有 Y 染色体或 X 染色体的精子跟卵细胞结合，这样就可以自由生男生女了。日本广岛大学曾经有这样一个研究，研究人员将小鼠的精子进行了竞赛，结果发现"许多经过改造的 X 精子游动速度不及 Y 精子的一半，当研究人员只使用速度较快的 Y 精子进行体外受精时，90% 出生的幼鼠都是雄性，而分离出最慢的精子产生了 81% 的雌性幼鼠。"从这个研究中大家也能看出来，生男生女多取决于谁游得快，而游得快的前提是精子质量好。

男性保证伴侣受孕时的精子质量，首先要注意别发热，因为发热 1 次等于避孕 6 个月，也就是说男性发热对精子有非常大的损害，需要等半年时间精子才能恢复原来的活力。其次，要血脂正常，精浆中的脂质成分会影响到精子的活力、数量、浓度和形态，肥胖伤精绝不是说着玩的。

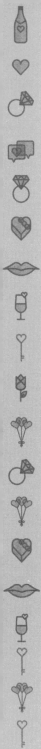

你知道"蛋蛋"喜欢的温度吗？

精子成长的过程需要适当的温度，特别怕热。为保持这种生理状态，当局部温度太高时，阴囊以扩大散热面积来降低温度，不然精子就会被活活热死。阴囊是男性外生殖器的组成部分，对睾丸具有承托、保护、悬吊和温度调节等多种作用。其中，最重要的功能是温度调节。阴囊的皮肤很薄，富有弹性，皮肤内含很多汗腺和皮脂腺，皮下组织主要由一层平滑肌组成，厚约0.1毫米。这就赋予阴囊具有收缩和舒张的生理功能。阴囊皮肤对外界温度变化很敏感：温度增高时，皮下的平滑肌舒张，汗腺和皮脂腺分泌，并使阴囊皮肤壁薄如纸，起到散热作用；外界温度降低时，皮下平滑肌收缩，汗腺和皮脂腺分泌减少或停止，同时阴囊皮肤收缩如"橘子皮"，起到保温作用。正是阴囊这一调温功能，使阴囊内的温度维持在35℃左右，这是睾丸生精作用最适宜的温度。可见，阴囊是个奇妙的"调温器"。有些人不懂得这一生理功能，不保护这一功能。譬如，穿紧身裤，蒸桑拿，经常用热水坐浴，等等，这些都会影响阴囊的散热作用，使睾丸温度升高，阻止生精，给生殖健康带来不利后果。当然，这并不是说男同胞们都要去洗凉水澡，只是注意别让睾丸太长时间在特别热的水里浸泡就可以了。

保养方面，阴囊冷疗内裤、睾丸冷敷法对于少精子症、弱精子症有确切疗效，亦可改善非器质性性功能障碍症状。对现代"高压"职场男士们来说，冷疗和冷敷是一种简单、无创、安全、经济的日常生精保健方法，值得推广。

 硬科普

总听人说"蛋疼"，它能有多疼？被踢中的"蛋"疼，在村上春树的《1Q84》中有这样的描述："那是一种让你觉得世界马上就要毁灭的疼痛。没有更恰当的比喻了，和一般的疼痛完全不一样。"比起这样的"蛋疼"，还有一种睾丸扭转引发的"蛋疼"，那是一种比破碎还要剧烈、令人心惊胆战，甚至晕倒的疼。

"蛋蛋"经过漫长的演化，虽然有了一定的弹性和任性，但它真的伤不起，那些"蛋疼"，希望你一辈子也不要经历。

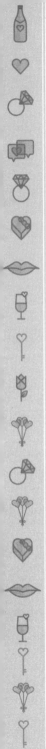

"小胖墩"，当心性发育迟缓

偏胖的孩子到了青春期，不少会出现性早熟问题。而前来就诊的发育迟缓小患者，几乎全是小胖子。和女孩肥胖多数导致性早熟不同，男孩过于肥胖，会导致性发育推迟，家里有即将进入青春期的"小胖墩"的家长要格外关注孩子的发育问题。

14岁男孩赵某是个"小胖墩"，身高1.45米，体重已经达到60千克。"个子不达标，体重却已经严重超标。"他的父母带他到医院时说，"不仅胖，关键是他好像还没开始发育。"

赵某白白胖胖，小肚子高高鼓起，胸部也凸了出来。医生检查后发现，他的睾丸容积平均值只有正常值的1/9，仅仅相当于七八岁男孩的发育水平。

"他平时不爱说话，也不和其他男孩一起玩，甚至不敢在学校上厕所。"赵某的父亲说，"后来我们了解到，是肥胖造成的身体变化让他变得很自卑。"

一、过多的脂肪能使雄激素变成雌激素

其实，肥胖对儿童性发育有影响在医学上早有研究，偏胖的孩子普

遍性发育较早。但目前发现，男孩肥胖到一定程度，又会阻碍性发育。男孩青春发育期一般从 10 ～ 14 岁开始，并在 5 年内逐步完成。如果年龄超过 14 岁仍无任何青春发育征象，或从青春期开始到生殖器官发育完善的时间超过 5 年，在医学上称为青春期发育迟缓。正常孩子的脂肪量应占体重比例不超过 20%，但就诊的青春期发育迟缓孩子，脂肪量都高达 30% ～ 35%。脂肪中含有一种芳香化酶，能将睾酮转化成雌二醇，如果脂肪量过高，身体里的雄激素就会过多地被转化为雌激素，男孩就会出现第二性征发育不明显，甚至出现乳房发育的现象。

如何辨别孩子是否发育迟缓？目前还没有数据证明，脂肪量达到多少就会造成性发育迟缓。因此，如果家里的男孩子特别胖，家长就要留意他的性发育问题，可以定期进行睾丸测量。

男孩青春期发育最早的体态变化就是睾丸开始变大。儿童期每个睾丸体积仅有 2 ～ 3 立方厘米，10 ～ 12 岁可超过 5 立方厘米，青春期可发育到 15 ～ 25 立方厘米。如果男孩到了 10 岁睾丸还没有出现任何变化，或者到了 14 岁睾丸没达到 5 立方厘米，家长就要特别留意，最好带他到医院检查。

二、"小胖墩"家长要带头做到清淡饮食

帮"小胖墩"减肥不是件容易的事，需要家长从自身做起改变生活方式。儿童减肥不提倡用药，一般是通过饮食和运动来改善。孩子肥胖很大程度上是受了家长饮食、生活习惯的影响，因此，家长要带头做到清淡饮食，带着孩子每天做 15 ～ 30 分钟有氧运动，养成有规律的生活习惯。

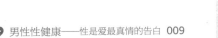

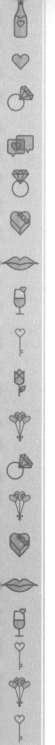

见到女神，为什么会心跳加速？

我们都有这样的经历，远远地看到喜欢的人，还没见面说话，就已经控制不住地心跳加速、手脚冰凉、脑子一片空白了，更有甚者，能感觉到自己的心跳，似乎就要跳出胸腔了一样，这应该就是小说中常说的"心如鹿撞"了。

为什么会产生这样的表现呢？在这样一个我们早已熟悉的现象下，是否有什么特定的机制呢？明白了机制之后，我们能否适当地控制自己？显得自然一点儿，不要那么局促紧张、语无伦次，让自己给喜欢的人留下好印象。

这要从人体的神经支配说起，人体由一整套神经系统支配调节，功能繁杂，极度精密。神经系统包括中枢神经系统和外周神经系统，外周神经系统分为躯体神经系统和内脏神经系统，内脏神经系统又称为自主神经系统，自主神经能够调节人体多种脏器及器官的感觉和功能，如心脏、血管、消化道、膀胱、竖毛肌等。自主神经又可分为交感神经和副交感神经，交感神经和副交感神经作用相反，互相拮抗，互相平衡，维持人体的正常运转，任何一方过强都会引起身体变化，严重时还会引起不适，而见到心上人心跳加速的表现就是由交感神经兴奋压过副交感神经引起的。

当心上人出现的时候，我们的大脑受到刺激，然后大脑再将这种冲动刺激传导到脊髓中的交感中枢，交感中枢再将这种冲动刺激沿交感神经传导至各个靶器官。交感神经末梢兴奋时可释放出一些神经递质：肾上腺素和去甲肾上腺素。肾上腺素和去甲肾上腺素作用于瞳孔，会使瞳孔散大；作用于皮肤血管，可使其收缩，这就是我们见到心上人手脚冰凉的原因；作用于内脏血管，也可使其收缩，这就是我们血压上升、脑供血不足使我们大脑一片空白的原因；作用于心脏，可使心律加快，搏动增强，这就是我们会觉得心跳加速，甚至心如鹿撞的原因；作用于唾液腺，可使其分泌减少，嘴唇会出现干涩的表现，这就是我们会不自觉地舔嘴唇，喉咙也会十分干渴的原因，所以我们需要吞咽缓解喉咙干涩，但因口腔内唾液量已然不足，所以需要多次吞咽唾液才能有所缓解。以健康成年人为例，人体一天分泌的唾液量大概为 1.0 ～ 1.5 升，也就是每分钟 0.67 ～ 1.00 毫升，如果唾液分泌量每分钟小于 0.1 毫升，就会觉得十分口渴，甚至口干舌燥。

明白了这一机制，我们就能更好地控制自己，表现自如了。此时我们要尽快稳定情绪，或者稍微休息一会儿，等待交感神经冲动刺激的减退及副交感神经冲动的增强，这些表现便会自行消失或减弱，口干舌燥、手脚冰冷便会好转，心跳和血压也会慢慢恢复正常。但是，如果我们不能及时地调整心态，继续保持着兴奋、紧张的情绪，这些刺激便会源源不断地传入大脑皮质，那交感神经就会持续兴奋，就会造成心跳持续地加快，血压持续地升高，严重时甚至会晕厥、窒息，这就是很多"粉丝"见到偶像时会喘不过气，甚至晕倒的原因。现在，我们明白了以上机制，

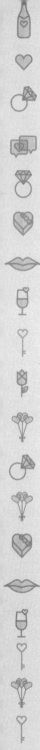

那就赶快行动起来，去寻找让我们心动不已的那个人吧，但是要记得，找到那个他（她）之后，也要用这个机制及时恢复正常哦。

另外提一句：当我们说谎时，因为紧张的关系，身体内的交感系统一样会被激活，引发和遇见心上人时相似的反应。这就是我们常常根据一个人说话时是否舔嘴唇或者咽口水来判断此人是否说谎。不过，值得一提的是，这个方法显然对训练有素、能够很好控制自己情绪的老手无效。

最好的"春药"——爱是一场化学反应

当爱情降临时，我们每天都觉得很开心、很幸福，就像沐浴在温暖的春风里，就像喝了甜甜的蜂蜜，就像疲惫的旅行人躺上了一张干净柔软的大床。

沐浴在爱河中的我们，为什么会有这种愉悦的感觉呢？自古以来，爱情就是一件美好、神秘、无法解释的事情，无数诗人咏叹爱情，无数学者研究爱情，想弄明白为什么"爱"会让身陷其中的男女有这样的幸福感，这其中的机制又是什么？

其实，这是体内多巴胺在起作用，相爱的人们大脑内会分泌一种叫做多巴胺的物质，多巴胺是一种神经传导物质，参与情爱过程，促进我们情感的发生和发展。当我们心情愉快和感到幸福时大脑会分泌多巴胺，反过来多巴胺会进一步促进我们的愉悦感和幸福感。当一对男女相爱时，大脑中的多巴胺等神经递质就源源不断地分泌，在多巴胺的作用下，我们就会感觉到爱的幸福。人们品尝美食、抽烟、喝酒时，所体验到的那种幸福感、满足感，都是同样的机制在发生作用。多巴胺可使神经细胞记住性感的氛围，同时也是使我们产生性欲的重要物质，人们都说爱情会上瘾，正是出于这一原因。坠入爱河的人们或药物、游戏成瘾的人就

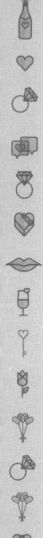

是因为大脑中分泌的多巴胺带来的快感导致无法自拔。幸好，我们的大脑能够区别彼此之间的不同。多巴胺好像一把能打开许多锁的万能钥匙，根据所处情景不同，在体内产生不同的反应。巧克力的气味、口味告诉大脑，我们正在吃东西；情侣的体味和香味提醒大脑，我们正在身陷爱河中，并促使我们进行性生活，以此繁衍后代。不仅是人，很多动物的大脑也能分泌多巴胺，促进他们的相爱和交配。

相反，失望的情绪同样和多巴胺有关系。比如说，一个人如果在爱情中受伤而觉得沮丧，甚至绝望，多巴胺的数值就会越来越低，多巴胺的降低进一步加重了消极和抑郁，从而陷入一个恶性循环。

多巴胺带来的"激情"，会给人一种错觉，以为爱可以永恒。事实却是，我们的大脑无法一直保持着对多巴胺的敏感，时间一长，大脑就会对多巴胺耐受，那种快乐、愉悦、幸福的感觉就会消退，脑内的循环就会被打断，也就是说，一个人不可能永远处于激情四射阶段，总会有激情消退的一天。所以说一时的激情并不能永远维持，想要靠多巴胺的支持白头到老的人终究是要失望的，真正的天长地久还是需要依靠激情消退过后留下的亲情和责任感。

如何来拯救被严重高估的"性"商？

性学是主要研究人类的性成长、性关系发展、性交机制及性功能障碍等的科学。现代性学是一门跨领域的学科，它包括生物学、医学、心理学、统计学、流行病学及社会学，甚至犯罪学等多个领域。除此之外，也会涉及诸如身心障碍者、儿童及老年人等特殊群体中的性问题。性病理学也是其研究范畴，如性亢奋、性虐待等。

性学除了研究所谓的"正常的性"以外，还包括"性心理变态"等不正常的情况。值得注意的是，性学是描述性而非指示性的学问。也就是说，性学试图去记录事实，并非去指点何种行为合适或是否道德。因此，性学时常会引来争议，一部分人支持性学研究，而另一部分人则认为其研究的是太过于私密、神圣或者可以称之为"恶心"的事物。

性学的内涵是性医学、性科学，外延是性文化。性文化主要包括性观念、性道德、性风俗、婚姻制度等方面，内容十分广泛。而它作为一种文化形态的特点是具有最大的普遍性，涉及每一个人。

在我国，长期受封建主义思想的约束，人们不敢正视性的问题，在任何场合讨论性的问题都会被视为"黄色""流氓"等。中华人民共和国成立后，老一辈无产阶级革命家高瞻远瞩，曾对性教育做出了一系列重要的指示，提出了全面提高我国青少年生殖健康水平的口号，并在许多学校开展了生殖健康课程。但鉴于保守的思想，所设的课程多以学生自修形式开展，缺乏正规的性教育，且课本上的内容相对表浅，并没有真正地回答学生想了解的问题。这种"犹抱琵琶半遮面"的教学方式，使得学生只能借助其他途径，如不良书刊、音像制品、成人网站及同伴之间的交流，这些往往成为人们获取性知识的主要来源，但这些途径往往泥沙俱下，鱼龙混杂，青少年很容易受到不良影响，没有真正提高我国青少年生殖健康水平。

性是人类共同的属性。人不仅需要性，还需要对性有正确的了解，更需要性健康。有性，就会有性疾病，就需要有性医学。过去，人们需要性的知识，但从世俗的观点看又要回避它。欲谈不能，欲禁不止，处于彷徨之中。改革开放以来，性的问题从禁锢到开放，人们对性的问题逐渐有了正确的认识，但又不可避免地出现一些负面的东西。西方的"性解放""性自由"的观点乘虚而入，一些人不顾社会道德，追求个人享乐，致使两性关系混乱，如婚前性生活、婚外性关系。更有人给卖淫嫖娼活动冠以"降低性犯罪率"的美名。腐败分子为非作歹更是加剧了这种现象的蔓延。结婚率低、离婚率高、婚外情逐渐增加、性犯罪有低龄化的趋势……我们应该坚决反对这些不良现象。

精神文明也应该包括性文明。健全的社会风气是社会稳定的重要条件。要宣传正确的性科学知识，特别是应向更多青少年宣传性的心理卫生常识。

我国现阶段性教育总的来说还是匮乏的，性是一个比较敏感的话题，需要把握一个度，而这个度又如何确定，尚存在很多争议。如何真正搞好"性教育"，成为我们面临的一个重大难题。综上所述，普及性医学知识十分重要，且任重而道远。我们认为要从以下几方面着手：

（1）普及性医学知识，首先是政府应尽的职能。政策制定部门要把性医学的普及放在应有的地位。社会各方面都要认识到普及性医学知识的重要性，把它作为建设社会主义精神文明的一个重要方面。充分利用各种宣传工具传播正确的性及性医学知识。真正的性教育应该是贯穿整个人类历史及日常生活的性文化、性历史及性观念的教育，性健康与个人体格、人格、心理、精神乃至整体健康都直接相关。性教育走向大众不仅是健康社会发展的需要，也是未成年人思想道德建设和"以人为本"的一个重要主题。要使性教育从社会进入课堂，从边缘走向中心，首先是整个社会对性逐渐认同的过程，同时也是社会对下一代健康成长的一种社会责任。随着社会的发展，性科学将会像历史、地理知识一样得到普及，这对全社会树立健康的性观念、防止性犯罪等都有重要的作用。

（2）建设一支专业化的科普队伍，把普及性医学知识作为一项神圣的使命来完成。不仅在正规的媒体上进行宣传，还要深入到基层社区、街道、学校进行宣传。要以生动活泼的形式、丰富多样的内容、针对不同对象进行有的放矢地宣传。除讲授性知识外，还要注重性文化、性道德及思辨能力的培养。充分利用各种多媒体手段实现与受众的互动交流，扩大受益面。

（3）性医学教育要从青少年抓起。随着时代进步，青少年发育期明显提前，他们的性与生殖健康问题显得越发重要。婚前性行为、性伦理道德的无知、性心理障碍、生殖保健知识缺乏等情况是当代中学生、大学生、研究生中普遍存在的问题。目前，我国青少年生殖健康水平现状不容乐观。

（4）医院要开设相应的专科，完善专业学科建设，提高专科人员专业素养。性医学临床的发展包括：有条件的医院可以建立性医学门诊、开设病房或建立研究室，同时，还要开展性医学医师的相关专业知识技能培训、建立准入标准并开展考核；开设培训班、研讨会，并加强国内外性医学学术交流；编写适当的教材及科普图书；在治疗疾病的同时，有的放矢地普及性医学知识，做到事半功倍。

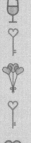

经常"滚床单"益处多

适当的性生活被认为是追求长寿、预防疾病、生活幸福的重要方式之一。事实证明,适当且有规律地"滚床单",对男女双方都有诸多好处。

性爱时大脑会释放多巴胺,这种神经递质会激活大脑"奖赏中心",给人带来快感。性爱可以让人暂时忘记不愉快的经历、感觉和情绪,不去想工作和生活中的烦琐事宜,而将身体和思想都专注于当下,帮助放松,从而释放和缓解压力。性爱也能增强男性的自信心,如果男性可以令自己的伴侣体会到性快乐,自己也会感觉充满自信和力量。和谐的性爱能让人感受到幸福,是保持家庭和谐的重要因素。

性生活可以提升男性心脏的健康度,欧洲有研究发现每周有 2 次性生活的人,与那些每个月只有 1 次性生活的人相比,心脏病发病的风险降低了一半。积极的性生活可以延缓衰老,有助于减轻年龄相关的智力水平衰退,性爱活跃的人,往往大脑的灵活度更高。性生活还可以有效减肥,让人减去多余脂肪,保持好身材,并预防与肥胖相关的各种疾病。还有研究发现,男性射精次数和患前列腺癌的概率成反比,提示适当的性生活可以预防前列腺癌。适当的性生活还有助于睡眠,让人感觉到轻松和宁静，增进睡眠质量，让男性从日常的紧张状态中解脱出来。

当然，性生活对女性也有诸多好处。与所爱之人一起滚床单，可以使女性有更多的安全感和被爱的感觉，感受到幸福。性爱可促进女性体内雌激素的分泌，性生活规律的女性，月经周期会更加规律，皮肤弹性更好，肌肉得到锻炼，还可以有效减去多余脂肪，降低体内胆固醇水平，保持循环系统功能良好。性爱也可以增强盆底肌肉力量，更好地帮助控制排尿，有效预防尿失禁。西方国家研究显示，处在一种稳定的关系而有活跃性生活的女性不容易衰老。

7～13分钟是性爱的"黄金时长"

人们在性生活过程中往往比较注重性交持续时间的长短，男性总认为"金枪不倒"才能显示自己的雄风，才能给对方更大的快感和满足。如果不能持续很长时间，就认为自己性功能不行了，产生严重的自卑感，整天忧心忡忡，形成恶性循环，更加重了性功能障碍。其实，这是完全没有必要的。人们进行性生活，除了完成生儿育女、传宗接代的任务以外，就是为了享受性生活带来的身体上的快感和精神上的愉悦。

有男性经常会问，性生活时间多久合适。实际上，性爱不单纯是个体力活儿。完整的性爱包括前戏、实质性交（从性器官开始接触算起）和后戏三部分，其中实质性交因其"真枪实弹"而备受关注。实质性交时间太短，如果只有一两分钟，显然难以使夫妻双方满意，但也并非越长越好；实质性交时间太长，一方面会使夫妻双方身心俱疲，性爱后需要更长的恢复时间；另一方面，女性在性爱中阴道分泌的液体有限，时间过久，阴道就会变得干涩，易擦伤。

美国宾夕法尼亚州比兰德学院曾对上千名志愿者进行调查，最后发现 7～13 分钟是实质性交的"黄金时长"。这也是性学领域所做过的较全面、客观的调查。

需要提醒的是，性爱的目的是让双方都获得愉悦。当夫妻以愉快的心情同房时，常会觉得"快乐的时光总是如此短暂"，大可不必去计算"用时多久"。男性与其刻意拖延时间，还不如多探索、了解伴侣的性敏感区，并在前戏上多下功夫，施以丰富、温柔、适当的刺激，充分唤起女性的"共鸣"，以提高她达到高潮的概率，这远比实质性交时单调的机械运动更有趣。女性自身也应该多和伴侣沟通，让对方明白，时间不是决定性爱质量的关键因素。

　　和谐的性生活可以加深男女双方的感情，使夫妻更加恩爱，家庭更加和睦温馨。男女双方在性爱过程中应该更加注重身体和精神上的感受，而这种感受并不只是性交，而是多方面的，比如，绵绵情话、抚摸、接吻都可以让对方感受到爱意而得到满足。相反，一味追求长时间的性交，反而可能引起对方的反感。因为对于女性来说，达到性高潮的时间也是不同的。如果她已经得到了满足，希望结束性生活的时候，男方却无休止地进行下去，带给她的就只有身体的疲惫和精神上的厌倦。所以，性生活时间的长短不是最重要的，男女双方都能在性生活过程中得到身体和精神上的满足才是最重要的。

　　男性不要迷信于性交时间越长越好，如果你觉得不能持续到妻子满意，那么请增加前戏和后戏的时间，或在性爱中加入一些新鲜、有趣的成分，如尝试新的姿势，同样会让你和妻子满意。

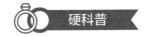 硬科普

　　如果为了延时射精而强忍不射精，这种情况持续长久的话，盆腔会处于长时间的充血状态，这个充血状态会加重神经系统和性器官的负担，久而久之，性器官的敏感度会下降，影响勃起功能。而且中断射精动作还存在逆行射精的危险，精液会逆流入膀胱，随尿液排出体外，影响自然生育。

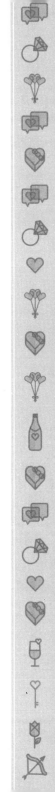

性生活越多，爱就越多吗？

俗话说"男人都是下半身思考的动物"，而张爱玲也说过"阴道是通往女人灵魂的道路"。这话听上去不免流于肉欲，无限地夸大了两性之间肉体的重要性而忽略了精神的重要性，固然是太武断了，是将两性之间的美好关系降到了一个比较低的层次。那么，这种说法是不是信口开河、一无是处、毫无道理呢？笔者认为不是的。这样的说法是建立在人类数千年的观察和生活经验上的。

我们都知道夫妻间的闺房之乐对维持夫妻间的感情极为重要，床笫之欢不仅能带来肉体的愉悦，还能让夫妻间的灵魂水乳交融。一对夫妻之间如果太长时间没有房事，通常都会被认为婚姻已经亮起了红灯，那事实的确是这样的吗？夫妻间的性生活真的能增加对对方的爱吗？性生活越多，爱就越多吗？

"性爱越多，爱就越多"，笔者认为，这句话是有一定道理的，这是因为夫妻在性生活时，人体会分泌一种叫"催产素"的化学物质，而性生活的次数越多，催产素分泌的就越多。催产素是大脑内分泌的一种激素，它能在分娩时促进子宫收缩，增强产道推力，帮助产妇完成分娩过程，故名"催产素"。

在性生活过程中，人体也会大量分泌催产素，催产素又被称为"爱情荷尔蒙"，在性爱过程中，催产素能提高人体的敏感性，还能让男女双方在性行为中体验高潮，性高潮时，催产素在血液中的含量甚至可以达到平时的 3～5 倍，让男女双方觉得成为一体，有一种深深的归属感。男女激情过程中的互相拥抱、爱抚、亲吻也和催产素有关，能更好地维系双方感情，增加双方的联结感。性生活能够促进催产素的分泌，而催产素又能使得性生活更加频繁，进而分泌出更多的催产素。这样的良性循环一旦建立，爱人之间的爱情就会变得愈加甜蜜，彼此之间就会建立起奇妙又异乎寻常的亲密感，产生更多的依赖感，以至于无法轻易分离。

值得一提的是，在性爱过程中催产素是无法单独起作用的，催产素必须和雌激素一起发挥作用，且催产素的效果与雌激素的含量呈正比，雌激素含量越高，催产素的效果越明显。女性体内的雌激素明显高于男性，所以催产素对女性的作用也更明显。这就是为什么往往女性比男性更需要爱抚，为什么性爱过程中女性往往显得更动情。

在女性生理周期中，随着各个阶段雌激素水平的变化，催产素的效果也有高低。排卵期体内雌激素水平高，催产素效果好，能够更好地起到催情的作用，有助于夫妻生活的和谐，有助于怀孕；月经期催产素效果则较低。

说到这里，相信大家都已经明白了这其中的机制，所以说性生活次数越多，爱的确就越多。夫妻之间保持一定频率的性生活对于维系夫妻感情，增加两性之间的依赖感尤为重要，甚至可以说是不可或缺的。

但是，笔者还是要提醒一句，性生活在夫妻关系中的确重要，可是

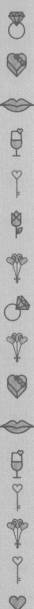

我们千万不要忽略了双方精神上的交流，催产素虽好，但它并不是爱情的全部。"相爱总是简单，相处太难"，两个人在一起很简单，但是激情退去之后的相守却很难，除了身体上的交融，精神上的沟通也十分重要，两者相辅相成，缺一不可。

你的"性"感地带在哪？

在性生活过程中，触觉是性感受中最重要的。通常在性交前，爱抚亲吻对方的敏感部位——"性"感地带，能够尽快打开快乐的大门。大家普遍认为女性的性感地带较多、较强，实则男性也有非常多的性感区域。接下来，我们对男性的性感地带特别介绍一下。

男性"性"感地带有：

（1）嘴唇：男人都对女人性感的双唇着迷，其实男人的唇部也十分敏感。

（3）颈背：这一部位布满了神经末梢，而且能向大脑发动情欲信号。通过刺激颈背，可以调动情欲，激发激情。

（3）乳头：同女人一样，男人的乳头也十分敏感，不过一些男人却不喜欢女人去刺激它。

（4）耳朵：可以紧贴男人耳边说情话，还可以抚触、轻咬男人的耳垂，会给男人带来别样的性刺激。

（5）肚脐下方：耻骨附近是十分敏感的区域，对男人而言更是如此。

（6）大腿内侧：这一部位能够承受相对更强烈的"刺激"，可以抚摸、揉搓或者以手指甲轻轻地划过男人大腿内侧。

（7）阴囊：包裹着睾丸的阴囊部位十分松软，布满了神经末梢，对性刺激十分敏感。攥住、捧住或者轻轻地抚摸、按摩阴囊都会调动起男人的性欲。

（8）会阴：从耻骨到肛门直至靠近大腿的位置都布满了神经末梢。其中，最敏感的位置就在阴囊的正下方。

（9）阴茎：这里的敏感，就不做赘述了。

如果您想自如地驾驭性生活，提高性生活的质量，就有必要对男女的性反应周期的各个阶段的特点和表现进行深入了解，这样才能夫妻配合共享性和谐与性快感。

根据性生活中人们的生理和心理的不同特点，性生活的整个过程分为4个时期，即兴奋期、持续期、高潮期和消退期。每次性生活都是如此，循环往复，周而复始。

一、兴奋期

兴奋是由肉体或精神方面的刺激所引起，通过想象或直接刺激，如抚摸、接吻等引发。女性的性兴奋特征是出现阴道润滑，这是由于阴道壁的血管充血导致液体渗出的结果。女性性兴奋期发生的其他生殖器变化包括：阴道内2/3扩张，子宫颈和子宫体提升，大阴唇伸展，阴蒂增大。此外，乳头竖起也是女性性兴奋期的特征。

男性性兴奋常以阴茎勃起为特征。这是阴茎海绵体内血管充血性变化的直接结果，血管充血作用使得阴茎的正常外形也开始变化，皱缩的阴囊皮肤变得平滑，提睾肌收缩，引起精索缩短，使睾丸向会阴方向有所提升。

 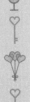

不管男性还是女性，兴奋期的身体变化既不是持续不变，也不总是越来越强的。例如，外来的声音、位置的移动、肌肉痉挛，以及直接的性刺激节奏、体位的改变都可能暂时破坏性兴奋。

二、持续期

在性兴奋期，性紧张性在基线水平以上，呈显著地增高。持续期的持续时间差异很大。早泄的男性，这一期异乎寻常地短。而在女性，一个短的持续期可能预示着一个特别强的性高潮。兴奋晚期，乳晕开始充血。到了持续期，乳晕的肿胀更加显著，乳房可在原有基础上增大 20% ～ 25%。兴奋期或持续早期，有 50% ～ 70% 的女性和较少数的男性可起类似于麻疹的疹子。一般开始于上腹部、乳房和前胸壁。女性和男性在持续期还有其他变化，如全身性的肌强直、心动过速、换气过度和血压升高。持续期内男性阴茎头冠的直径略有增加，血管充血引起睾丸增大，可比基础体积增加 50% ～ 100%。

三、高潮期

女性性高潮的特征是阴道高潮平台（阴道外 1/3 充血）产生 3 ～ 12 次不随意的收缩。同时子宫发生强直性收缩，从子宫底向下发展到子宫颈。男性性高潮是一种射精已不可避免的主观感觉，随之而来的是精液有力地射出。在射精的第一阶段，体验到射精感觉，尽管精液射出体外还需要好几秒钟，但实际上射精感觉已经开始。

四、消退期

女性具有多次性高潮的潜在能力。就是说，在稳定期后，可以有一系列可加以识别的性高潮反应，可男性却不具有这种能力。射精以后男性立即进入不应期，在不应期内，尽管有时候部分或完全勃起还可以继续维持，但不可能再次发生射精。这种不应期可以持续几分钟到若干小时不等。对于大多数男性，这一时期随年龄的增加而延长。在女性的性反应周期中，消退期所发生的解剖学、生理学上的变化，是兴奋期和稳定期变化的相反过程。女性的"高潮平台"就此消失，子宫移回到骨盆的原有位置，阴道开始缩短变窄，阴蒂也回到了正常的解剖位置；男性，阴茎收缩，勃起很快消失，睾丸体积缩小，降入阴囊。

和自己"爱爱"，正常吗？

和自己"爱爱"，就是我们常说的手淫（自慰），一般是指需要自我刺激外生殖器而达到性快感或性高潮，以寻求性快乐的行为。作为人类常见的一种性行为，约94%的男性和70%的女性有过手淫的经历。

类似于"手淫有害健康"的说法，让一些青少年对手淫缺乏正确的认识，常常为此而感到烦恼。受手淫困扰的青少年一方面觉得这种行为是可耻的、不道德的；另一方面又总是克制不了自己，手淫后为自己的行为自责，产生悔恨、焦虑。在负罪感压力下，许多年轻人心理负担很重，工作和学习受到极大影响。

在这里，我们要告诉大家：

一、手淫不是思想不健康的行为

大部分人都觉得自己手淫是一件很"肮脏"的事情，手淫让他们改变了对自我的认同，认为自己很龌龊。带着这种思想，很多人都尝试过或直至今日依旧在尝试着如何摆脱这种"不良"的行为，然而令他们失望的是，一次次地尝试，一次次地失败，每次手淫过后，心情再次沉浸在懊恼和悔恨的痛苦当中。

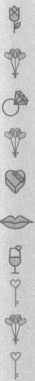

其实，手淫仅仅是人在性发育中的一种性能量释放的发泄行为，手淫和夫妻间的做爱一样，都是正常的生理需要。这种生理需要没有什么可怕之处，相反，真正可怕的是那些隐藏在人们内心中的手淫之后的恐惧、悔恨及犯罪心理。

所以，手淫本身并不可怕，手淫不是思想问题，不是龌龊，更不是什么作风问题。

二、正常的手淫有益身体健康

作为人类的一个正常的生理需求，每个人都有追求性快感的权利，当然，这是建立在不损害他人利益的前提下的。手淫是一个正常的生理现象。手淫这个事实不可怕，可怕的是人对这个事实的加工。适度手淫对健康无害，它既不涉及异性或卷入感情的纠葛，也不会导致性攻击，甚至性犯罪的发生，所以，手淫是一种合理地解除性紧张的方式，很多时候正是"手淫"解决了一部分因性问题引起的社会问题。

三、过度的手淫是有危害的

凡事应该有度，如果过于频繁（有些人一天手淫 4 次以上），就可能因前列腺或盆腔（女性）反复充血、刺激容易诱发炎症。另外，手淫引起的性高潮也和剧烈运动相仿，次数多了会消耗体力，引起疲惫、腰酸背疼、头晕、注意力不集中等。男性手淫过频会使大脑和脊髓控制性兴奋和射精的中枢过度兴奋或疲劳性抑制，严重的话会导致早泄或勃起功能障碍（ED）。另外，有些人因为长期手淫，只习惯于自己刺激生殖器的方式，而真正性交时却不能像手淫时那么容易兴奋了。所以，如果手淫过于频繁，就应该控制一下，减少刺激因素，多把精力放在工作和学习上，培养其他兴趣爱好，以转移注意力。

爱的频率，你达标了吗？

现代性医学认为，判断性生活频率正常的标准，主要有三条：

（1）性欲是自然而然唤起的，而且强烈到愿意性交的程度。任何勉强的性交或应付式的性交都无法达到双方愉悦。

（2）性交的全过程是自然而然地进行和完成的，没有不舒适的感觉，只要没有出现身体上和心理上的不舒适就都属于正常。

（3）性交后根据次日的感觉作为判断标准。如果双方不觉得疲劳而感到精神饱满，工作有劲，不影响睡眠，身心十分畅快，精力充沛，就属于正常。如果次日体力疲软，精神不振，倦怠嗜睡，气短头昏，腰酸腿疼，食欲下降，影响生活和工作，那就是过度，必须自我调节。

假如患有各种慢性病，性生活一旦过度，就易于复发，更应加以节制。因此，不要盲目地与别人比较，比别人性生活频率多一些，就认为是过度，就一定不好，而是要根据自己的感受来判断。

那么性生活的频率，相对多少是适度的呢？

一般来说，20 ~ 30 岁的人，性活动处于旺盛时期，每周可 3 次左右；31 ~ 40 岁的人，每周不超过 2 次；41 ~ 50 岁的人每月 4 ~ 6 次；51 ~ 60 岁的人，每月可以 2 ~ 3 次；60 岁以后，进入老年期，每月也

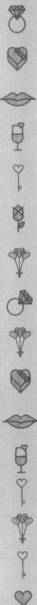

建议保持 1 次以上。这是从总体而言，各人可视具体情况适当加减。

　　实际生活中，夫妻间的同房频率与感情、生活、工作、健康状况都密切相关，最合适的频率就是双方感觉最和谐的状态，频率过了只会百害而无一利。正常情况下，性生活以长期、均衡、维持为好，即使到六七十岁也不要中止、断绝，这样就可以长期保持一定的性能力，夫妻白头偕老。

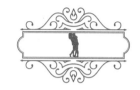

尺寸真的很重要吗？

对于性生活来说，"丁丁"尺寸很重要吗？就这个问题，我们需要辩证地去看待。

对于亚洲成年男性来说，我们特别关注"丁丁"的尺寸及状态，不论太大、太小，都有相应的困扰。

有些人对"丁丁"的尺寸过多地关注，认为自己的"丁丁""太小"，最终导致心理问题，这样是不可取的。全世界有不同的人种，他们的"丁丁"尺寸也不尽相同，就亚洲男性来说，尺寸相比欧美尺寸在疲软状态下是要短小一些的。

"丁丁"长度的测量方法：勃起后，用直尺一头抵住阴茎根部，沿着阴茎一直到另一头的阴茎头处来测量。测量时，要稍微用力抵住皮肤，因为有些人腹部脂肪较多，皮下脂肪盖住了一部分阴茎，可能造成测量的误差。

"丁丁"周径（粗细）的测量方法：测量"丁丁"周径也就是粗细的时候，需要在勃起后，用软尺（记住一定是软尺）围绕阴茎中部的位置测量。据科学统计，全球范围内"丁丁"周径的平均值为 11.66 厘米。

中国男性"丁丁"勃起长度普遍在 10 ～ 12 厘米，周径也大多在 7 ～ 10

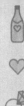

厘米范围内。如果低于这个区间范围，千万别紧张，也不要怕，科学数据显示阴茎短于 9.5 厘米只能说偏短，未必不正常。目前医学上认为，短于正常人平均值 2.5 厘米的"丁丁"才算是真正短小的"丁丁"。

当然了，这些数据只能作为一个参考，如果你测量出的"丁丁"长度有异样，可以去正规医院做个检查。千万不要自己吓唬自己，采取各种浮夸的手段来肆意对待自己的"丁丁"。

从科学的角度讲，粗长阴茎与性满意度之间没有直接相关性。而阴茎勃起的质量和勃起持续时间比阴茎大小更能够影响性满意度。因为对大部分女性来说，来自阴道刺激而获得性高潮的概率是很小的，其性高潮主要来自阴蒂而非阴道。目前认为粗长的阴茎更多的只会引起女性心理上的预期和性的欲望，而与女性的性高潮没有直接联系。其实从专业角度讲，阴茎大一些只是增加一点自信心而已，并不会有什么其他优势。

俗话说"尺寸不够活来凑"，尺寸很重要，技巧也很重要，如果技巧得当，也能提高彼此的性满意度。

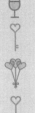

第一次，为什么进不去？

第一次不一定是最完美的一次，或者说也不一定是最成功的一次。第一次往往有可能遇到一些意外，或者是失败，或者说没有成功，这是非常常见的。

尤其从男性这个角度来讲，过去没有这样刺激过，两个人在一起，过去在恋爱阶段有过拥抱，有过接吻，有过这样或那样的一些接触，但是真正的性生活还没遇到，所以在他"第一次"的时候，双方一裸体相见，见她如此美丽动人，他很可能一激动，突然就射精了，根本没有做任何动作。也可能因为既激动又害怕，过于紧张，阴茎都勃起不了，而过去两个人在一块儿拥抱的时候，勃起还挺好的，坚持的时间也很长，可是现在真刀真枪地准备做了，反而连气都出不来了。

很多人有过这样的体验，第一次上考场、第一次打靶、第一次开车等，好多第一次的事情总是比较紧张，特别兴奋。第一次性生活可能就出现两种情况：一是射精特别快，马上就射了；二是没有勃起。对于男性来讲，这两种情况都很常见。所以不要紧，这绝不意味着你就有问题。

由于我国性教育的匮乏，父母对孩子青春期成长的忽视，不少男孩连性行为是怎么回事都不知道，因此在新婚之夜，或者与女朋友的第一

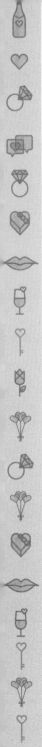

次性行为无法完成，造成心理阴影并导致不能勃起。又或者通过一些不好的电台、电视节目、杂志书籍获取性知识，甚至被错误信息严重误导。经常希望通过治疗达到一夜多久、多少次不殆，或者勃起后尺寸达到怎样的程度，达不到就认为自己有问题，这完全是被误导的错误认知。

对于女性来说，也应该有这样一个思想准备，第一次不一定就能成功，这种第一次不成功的情况大概能占到 20%，是挺高的一个比例。

对于这类情况，我们需要进行性技巧的学习和指导，比如：

① 注重前戏，如语言交流、肢体接触、敏感部位和性器官刺激。

② 男方切忌急于求成，女方则应温柔体贴。

③ 避免在患病、身体不适、情绪不佳、劳累等不利时机进行性生活。

④ 构造温馨、浪漫的场所和氛围。

⑤ 适当时可借助性教育视频、图片，必要时可使用辅助工具。

总之，初次性生活的关键是要做好思想上、生理上、心理上和生活上各个方面的准备。另外，正常的男上女下体位比较有利于完成第一次性生活。

你的硬度还好吗？

前面我们说过，中国男性"丁丁"勃起长度普遍在 10 ～ 12 厘米，周径也大多在 7 ～ 10 厘米范围内。如果你的尺寸超过了平均尺寸，恭喜你，你的"器"属于大号啦。但是，性生活的满意程度不是取决于阴茎尺寸，其主要的取决因素应该是勃起的硬度及性生活的技巧。

阴茎勃起的硬度分为 4 级。英国著名性爱治疗师莱曼用 4 种食物：豆腐、剥了皮的香蕉、未剥皮的香蕉、黄瓜，分别比喻第 1 级到第 4 级的硬度。第 1 级的"不举状态"如同豆腐的柔软程度。黄瓜的硬度代表了最佳的勃起状态。

女性更在意勃起硬度。数据显示，虽然第 3 级和第 4 级勃起硬度均可完成性生活，但两者有本质区别。当男性达到最佳勃起硬度（4 级）时，才能真正增加男女双方的快感和性满意度。

不少人以男性的性器官大小论"英雄"，这种观点误导了千百年的中国男人。事实上，大有大的雄伟，小有小的灵活。据说古罗马和古希腊时代，都曾以小作为男性性器官的审美标准。研究发现，女性的阴道主要敏感带位于外部的 1/3，所以男性性器官长度并不重要，一般来讲，阴茎勃起以后，超过 7 厘米就可以满足性要求。由此可见"长度"的重

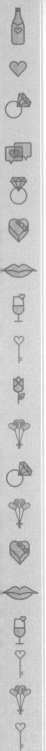

要性不及"硬度"。

造成勃起硬度不佳的原因有很多：

（1）年龄：随着年龄的增长，性能力肯定会下降。男性50岁以后性功能会减退，阴茎勃起需要的时间较长，但这不是阳痿，也不影响性生活。

（2）躯体疾病：勃起不好可能是某些躯体疾病的早期信号，如高血压、冠心病、糖尿病等，这些疾病会破坏血管，而阴茎的勃起则是血管充血的过程。调查表明，糖尿病患者中30%～70%患有勃起功能障碍。

（3）心理疾病和心理压力：10个抑郁症患者，9个性功能不好，因为控制勃起反应的"机关"是大脑中枢，精神系统出问题也会影响性功能。

（4）不良生活方式：勃起功能障碍患者中，抽烟、喝酒者占60%以上。

总之，疲倦、烦躁、疾病等，都可能影响勃起硬度，女性应该理解和关怀，不要抱怨、怀疑，甚至指责丈夫。一个善解人意的妻子，应该对丈夫偶尔的"失败"予以理解，并进行适当地鼓励和安慰。

相比男性来说，女性在"啪啪啪"这件事情上比较慢热，没有"前戏"的辅助容易让女性的阴道不够湿润，这也是让她感到不适与疼痛的主要原因。如果一上来就鲁莽地"横冲直撞"，非但不能带给对方快乐，相反还会给下一次带来问题。所以，如果你有个大"器"，最好能够多一些前戏以唤起对方的欲望，或者借助外用润滑剂来消除巨大的"摩擦力"。另外，适度的"前戏"还有助于消除彼此的紧张。

大"器"们在提高自身勃起硬度的同时，可以通过亲吻的方式拉开生命大和谐的序曲，包括亲吻嘴唇、耳垂等女性较为敏感的部位，如果再辅以温柔的抚摸，那伴侣必须要给你加分了。

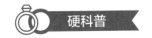 硬科普

评价一个男性的生育能力与阴茎长度没有太大关系，而与肛殖距有一定的关系。所谓肛殖距是男性平躺状态下，阴囊后缘到肛门边缘的距离。艾森伯格的团队曾做过一项调查，发现不育男性的肛殖距普遍比较短，平均只有 31.8 毫米，而已当父亲的男性的肛殖距平均为 44.6 毫米。且肛殖距增长 1 厘米，每毫升精液中所含的精子就多 430 万个，活动精子的总量也会增加 600 万个。

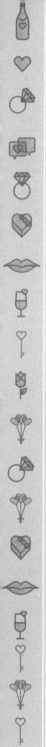

"快枪手"如何成功逆袭？

电影里的快枪手都是英雄好汉，而床笫之间的快枪手，也就是我们常说的早泄，却困扰着不少男性的身心健康。早泄这个病近几年逐渐增多，一般男性在出现早泄以后，身体的健康肯定会受到影响。而由于男性早泄，对家庭和夫妻间的和谐肯定也会有影响。而如果是重度早泄的话，对生育甚至都有影响。

早泄是最常见的射精功能障碍，发病率占成年男性的 1/3 以上。早泄的定义尚有争议，通常以男性的射精潜伏期或女性在性交中达到性高潮的频度来评价，如以男性在性交时失去控制射精的能力，也就是阴茎插入阴道之前或刚插入即射精为标准，或以女性在性交中达到性高潮的频度少于 50% 为标准来定义早泄，但这些都未被普遍接受。因为男性的射精潜伏期受年龄、禁欲时间长短、身体状况、情绪心理等因素影响，女性性高潮的发生频度亦受身体状态、情感变化、周围环境等因素影响。另外，射精潜伏期时间的长短也有个体差异，一般认为，健康男性在阴茎插入阴道 2 ～ 6 分钟发生射精，即为正常。

目前认为，早泄的病因不只是心理性和阴茎局部性因素，还应考虑泌尿、内分泌及神经等系统疾病因素。

引起早泄的心理性因素很多，如许多人因种种原因害怕性交失败、情绪焦虑而陷入早泄；年轻时惯用手淫自慰者，总以快速达到高潮为目的；性知识缺乏，仅以满足男性高潮为宗旨；夫妻不善于默契配合；感情不合，对配偶厌恶，有意或无意的施虐意识；担心性行为有损健康，加剧身体的某些固有疾病；性交频度过少或长时间性压抑者；女方厌恶性交，忧心忡忡，迫于要求快速结束房事等。凡此种种，皆可导致早泄，甚至出现连锁反应，影响勃起能力。

　　早泄患者能生育吗？其实，早泄与生育力并没有直接的对应关系。研究表明：一般情况下，绝大多数早泄患者的生育能力是不受影响的。只要阴茎能进入阴道完成射精动作，就算提前射精也可以正常生育。射精的快慢差异很大，同一个人在不同条件下也可以有较大的差别。而对于阴茎未进入阴道之前即射精的严重早泄患者，是需要借助人工授精等辅助生育手段来帮助其伴侣完成受孕的。

　　当自己确诊为早泄之后，我们如何逆袭呢？对于早泄的治疗，我们需要从以下几个方面着手，循序渐进，最终达到延缓性生活的时间，甩掉"快枪手"的帽子。

　　（1）心理治疗：需要夫妻双方协同，早泄是比较普遍存在的问题，夫妻双方需懂得重建射精条件反射的必要性和可能性，消除患者的焦虑、不安、自罪感等异常心理，建立治愈疾病的信心，只要双方配合治疗，还是可以治愈的。

　　（2）行为方法指导：性感集中训练的基本治疗法，其目的就是通过拥抱、抚摸、按摩等触觉刺激手段来教导患者体验和享受性的快感，克服心理障碍。还可在达到高潮前向下牵拉阴囊和睾丸，或用拇指和食

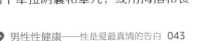

指压挤阴茎头使性兴奋降低，勃起硬度也能减少 10% ~ 25%。长久训练后再以女上位方式进行性交，仍采用抽动 - 停止 - 再抽动形式反复训练，逐渐提高射精刺激阈，从而达到较满意的人为控制后才射精。

（3）口服药物治疗：目前药物治疗主要是 5- 羟色胺再摄取抑制剂，国内已上市的是盐酸达泊西汀片。它主要是延长射精潜伏期，但有一定的不良反应和适应证，需在医生指导下服用。其他类似的药物还有盐酸舍曲林片等，均应在医生的指导下应用。

（4）局部用药：主要为局部麻醉药，可于性交前涂在阴茎头，通过局部麻醉作用来延缓射精潜伏期。

（5）海绵体血管活性药物注射疗法：虽然使用该疗法后早泄依然存在，但是射精后阴茎勃起可以维持一定的时间，对提高配偶的性满足度也许有所帮助。

（6）经尿道给药：也可用于早泄的治疗。

（7）阴茎假体植入术：适用于重度勃起功能障碍伴有早泄的患者。

（8）阴茎背神经切断术：它是对心理疗法、药物疗法无效者的补充治疗，不是替代。国内著名男科学专家张春影教授首先在临床上应用并观察术后疗效，证实其治疗原发性早泄有一定的作用。治疗原理是针对射精过程中减少感觉传入、提高患者感觉阈值，从而达到延长 IELT（潜伏时间）、提高患者及其伴侣性生活满意度的目的。由于患者阴茎背神经分布的个体差异，因此，该手术术后疗效和并发症存在较大差异。但它毕竟是一种有创治疗，需要严格遵循手术适应证，不推荐作为早泄一线治疗。

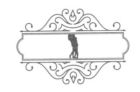

是谁"甜"蜜地偷走了"性"福？

糖尿病是影响人类健康的常见病，由糖尿病引起的勃起功能障碍日益受到人们的重视。据统计，30% ～ 70% 的糖尿病患者会发生不同程度的勃起功能障碍，较同龄正常人群高 2 ～ 5 倍。

糖尿病导致男性勃起功能障碍的原因有：

——神经系统病变；

——阴茎海绵体平滑肌的病理变化；

——内分泌异常；

——阴茎的血管病变；

——精神因素。

总之，糖尿病性勃起功能障碍的病理生理过程与多种因素有关，是血管、神经和心理性因素共同作用所致。

勃起功能障碍也可以是糖尿病较早期的症状之一，因而有勃起功能障碍的患者应该进行有关糖尿病检查。如果证实患有糖尿病，必须积极治疗，认真控制饮食，有规律地服用降糖药物。糖尿病得到控制，勃起功能障碍症状也可获得改善。

男性糖尿病患者性功能障碍的症状，多随病情的加重而逐渐加重。

早期还可有正常的性欲，仅有阴茎勃起不坚的症状，能达到性高潮并能射精。随着病程的迁移，可逐渐发展成完全性勃起功能障碍。1%～2%的糖尿病患者会发生逆行射精，即性高潮时精液不从尿道外口射出，而是逆流到膀胱，这与患者支配膀胱颈的自主神经受损害有关，使射精时本应处于闭合状态的膀胱颈变为开放状态。

糖尿病合并勃起功能障碍的检查主要包括病史、体格检查及各项常规的实验室检查，通过询问患者夜间或晨间有无自发性阴茎勃起，可初步判断勃起功能障碍是心理性的还是器质性的，如勃起功能障碍为突发性的但仍有晨间勃起，则多为心理性的；而能勃起但不能维持者提示海绵体静脉关闭不全，性欲减退可能与性腺功能减退有关，此时可做性激素的全面检查。

正常人每夜有3～5次自发性阴茎勃起，每次至少维持25～35分钟，心理性障碍患者这种现象不受影响，而血管及神经病变则影响自发性阴茎勃起或勃起不全。近年推出的阴茎勃起硬度监测仪，既可监测勃起硬度，又可监测膨胀程度、持续时间与勃起次数。另外，超声和造影检查可反映阴茎动脉和静脉结构、功能及血流动力学的异常。

无论是1型还是2型糖尿病都可以合并功能性性功能障碍。糖尿病早期引起的勃起功能障碍是可以治愈的。主要的方法有：

（1）首先要进行心理调节，比如，克服悲观情绪、焦虑、紧张造成的精神负担，从精神到肉体都要放松，保持心情愉快，树立战胜疾病的信心，对克服性功能障碍均有帮助，必要时还应去看心理医生。

（2）积极进行降糖、降压的治疗，尽量让血糖、血压降到正常范围并保持稳定。

（3）病情较轻、年龄不大、性欲正常的患者可以过正常的性生活，但要节制。病情较重、年龄稍大者，虽有性的要求，但要比正常人减少2/3，而且要改变性生活的方式，适可而止，不但要避免动作激烈的性交，而且应把性生活的重点放在爱抚方面。

（4）可服用一些促进自主神经功能调整和改善身体微循环的药物。在医生指导下口服治疗勃起功能障碍的药物，如他达拉非片、枸橼酸西地那非片等。

（5）经尿道给予前列腺素 E_1，药物经尿道黏膜吸收可引起海绵窦静脉扩张，阴茎勃起。

（6）阴茎假体植入手术，此手术适用于经其他治疗效果不满意的各种糖尿病合并重度勃起功能障碍者。

为什么射出了一抹红？

很多人对血精不是很了解，其实，血精是男性生殖系统疾病之一，其主要症状是性交时射出红色精液，故称血精。患有血精而长期不予治疗时，血液就会积存在精液中，影响精液的质量，使生育率降低。由于出血部位和血量的不同，血精的外观也有所区别：从勃起时充血的尿道黏膜出的血呈鲜红色，不与精液混匀，像混杂的血丝；各种炎症和外伤引起的出血与精液混合均匀，呈红色至咖啡色，这是由于血液储存较久，颜色发生了改变。由于积蓄在精囊腺里的精液不是一次射精就能排空，即使得到及时与充分的治疗，血精也要持续一段时间后才会消失。众所周知，精液除含精子外，还含有附睾液、精囊腺液、前列腺液、尿道腺液。精囊腺与直肠、膀胱等脏器紧密相连，如这些器官有炎症时，容易蔓延到精囊腺，此时精囊腺肿胀、充血，囊壁的毛细血管破裂出血，也可以导致血精。同理，前列腺疾患也可产生血精。此外，后尿道的静脉丛破裂，或肝硬化患者的痔静脉、前列腺静脉丛出血均可导致血精，前者常伴有血尿。可引起血精的还有血吸虫、高血压、泌尿系结核、血液病等。当然，也有少数血精是由精囊腺癌、前列腺导管癌所致，应该引起警惕。

血精最常见的病因是精囊炎，那么如何诊断精囊炎呢？

精囊通过其排泄管与输精管会合，形成射精管并开口于后尿道。由于解剖结构的密切关系，精囊炎与前列腺炎常同时发生，但发病率较前列腺炎低。精囊炎多由尿道或前列腺感染直接蔓延而引起，其次是淋巴感染或血行感染。病原菌以大肠埃希菌、葡萄球菌、链球菌为最多见。根据临床表现可分为急性精囊炎和慢性精囊炎。慢性精囊炎多为急性精囊炎病变较重或未彻底治疗所致，还有部分患者系因频繁性兴奋或手淫过频，引起精囊及前列腺充血，易发感染所致。

　　精囊炎患者一般有前列腺炎或尿道炎病史，性交时有血精、精液呈暗红色或夹有血块。下腹部钝痛或绞痛，可放射到腰部、腹股沟或会阴部，射精时疼痛加重。还可出现尿道灼热感、尿频、尿急、尿痛及终末血尿等症状，可伴有会阴部及直肠内疼痛，排便时疼痛加重。病情严重者可影响性功能，出现性欲减退、早泄等性功能障碍的症状。急性期还可出现全身症状，如寒战、高热、恶心、呕吐等。血常规检查可见白细胞总数及中性粒细胞增多，精液常规检查可见较多红细胞及脓细胞，精子大多死亡或无精子。精囊造影检查慢性精囊炎，可见精囊形态不完整，边缘不平滑，但临床上精囊造影已极少应用，取而代之的是 B 超检查。B 超检查慢性精囊炎可发现精囊扩大、变形、回声杂乱、不均匀等。

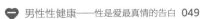 就诊叮嘱

　　1. 因血尿、血精等就诊的患者，就诊前如有条件可以用手机或相机等将异常的尿液或精液拍摄下来，以提供给医生参考。

2. 无论初诊或复诊患者，就诊前需将既往就诊的病历资料备齐，包括病历、检验单、检查单、处方等，以供医生参考。

3. 如果患者有精神疾患、智力缺陷、语言表达能力缺陷、聋哑或为儿童，就诊时需由其亲属或监护人陪同就诊。

4. 如有基础疾患（如糖尿病、高血压、心脏病、甲亢等）且目前仍在服用药物的患者，或存在药物过敏史的患者需向医生详实说明情况。

射不出来要紧吗？

从正常生理来说，射精是在神经支配下完成的一系列复杂动作。男性在性冲动时，首先是在骶髓的勃起中枢兴奋，阴茎勃起。在性交过程中，双方生殖器官发生接触和摩擦，当性刺激积累到一定程度后，射精中枢兴奋。由交感神经传出冲动产生输精管和精囊腺平滑肌阵发性强烈收缩，使贮藏的精液经过射精管，向后尿道高速射出。与此同时，膀胱颈部括约肌收缩，关闭尿道内口，迫使精液向尿道外口单向排出。由此可见，如大脑皮层功能失调，无论是对射精中枢抑制太强，或者由于纵欲过度等原因导致射精中枢功能衰竭时，都不可能有正常的射精动作。

一、射精困难

射精困难的原因主要有以下几点：

1. 老年

老年男性射精的阈值提高。很多 40 岁以上的男性都会出现射精的感觉降低。为达到射精，往往需要较长时间性器官的摩擦。

2. 药物

许多药物和勃起问题有关，如麻醉药、安眠药、巴比妥类药、抗抑

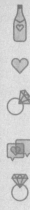

郁药、抗精神病药及治疗溃疡、抗高血压的药物。

3. 生殖系统炎症

前列腺炎、淋病及非特异性尿道炎均可引起射精困难。

4. 其他疾病

包括：多系统硬化症、偏瘫、糖尿病及梅毒晚期。前列腺手术后膀胱颈部解剖结构的改变也可以引起射精困难。

5. 精神性因素

（1）压力：包括工作、生活、夫妻关系等原因引起的心理压力过大。

（2）匆匆的性生活：男性年长以后，尤其是 40 岁以后，仓促行事可能不足以提供足够的刺激而引起射精困难。

二、逆行射精

逆行射精是指在性交时，有阴茎勃起、有正常的射精感觉，也会出现性欲高潮，同时自己能够明显感觉到有性交的快感，但就是看不到精液从尿道口喷射出来的现象。逆行射精时，精液通常反流进入膀胱，因此，在性交后排尿时，可在尿液中见到乳白色的精液漂浮。这种性交时有射精的快感，但无精液流出的现象被称为逆行射精。

造成逆行射精的主要原因是射精时膀胱颈部不能有效关闭。这可能是由于神经支配的问题，也可能是由于膀胱颈部与后尿道部位的肌肉功能失调所致。那么，有哪些因素会造成膀胱"出口"关闭故障呢？

1. 先天性原因

主要是因为某些先天性的疾病，如后尿道瓣膜、膀胱颈部挛缩、膀胱憩室等，这些疾病可造成膀胱颈部功能失调或尿道部位的堵塞，使得

 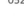

射精时精液无法射出，而逆向进入膀胱。

2. 继发性疾病

指后天发生的疾病，如膀胱颈部或后尿道部位的炎性增生与肿胀、尿道狭窄、膀胱结石、尿道结石、脊髓损伤、糖尿病等。其中一些疾病，如尿道狭窄、尿道结石、膀胱结石也是造成膀胱颈部功能失调或尿道部位堵塞的因素。此外，脊髓损伤也可以导致射精相关的神经支配功能障碍。

3. 医源性因素

医源性因素是指由于医疗行为（尤其是那些涉及支配膀胱颈部神经必经之路的手术）造成的膀胱颈部神经支配损伤，或者造成膀胱颈部及后尿道部位肌肉功能失调。另外，某些药物（利血平等）对神经、肌肉等的不良影响，也难免会引起逆行射精。

那么，患者自己怎么确定究竟有没有逆行射精呢？方法很简单，只要在性交时有性高潮和有性交的快感，也有射精的感觉，但无精液从尿道口射出，即可考虑逆行射精。如果在射精后第一次排出的尿液中，发现有乳白色的漂浮物，也就说明精液逆向射入膀胱了。如果还不能确定，可以把尿液的标本送到医院里化验。只要化验结果证实尿液中有精子，也就可以确诊逆行射精了。

逆行射精的治疗方法主要有：

1. 药物治疗

主要是通过刺激膀胱颈部的 α- 肾上腺素能受体，增加膀胱颈部的收缩关闭能力，来达到防止精液逆向射入膀胱的目的。这些药物包括盐酸米多君片、溴苯吡胺、盐酸丙咪嗪片、去甲丙咪嗪、盐酸去甲麻黄碱、苯氧苄胺、新辛内弗林等。

2. 中医中药

常用的中成药有左归丸、右归丸、桂枝茯苓丸、知柏地黄丸、龙胆泻肝丸等。

3. 治疗原发病

（1）如果是膀胱结石、尿道结石造成的，应该手术将结石去除。

（2）如果存在后尿道瓣膜，必须通过手术加以切除。

（3）对尿道狭窄，需手术解除狭窄，并且手术后还应定期施行尿道扩张术，防止狭窄复发。

（4）对单纯性膀胱颈部或后尿道部位有炎性增生和肿胀，则可行经尿道电切术，切除增生的炎性组织。

（5）对有些患者，也可试行定期前列腺按摩治疗，帮助前列腺液经常性地顺行从尿道排出体外，对克服逆行射精有帮助。

4. 手术治疗

如果膀胱颈部关闭功能严重失调，特别是由于医源性损伤引起者，药物治疗不能奏效，这就得手术重建膀胱颈部，加强局部的闭合功能。但是此类手术有一定难度，况且效果也未受到完全肯定。

三、不射精

正常性交过程中，一旦射精结束，阴茎也就会很快随之疲软。而不射精是在没有射精状态下，阴茎勃起一段时间后即慢慢地疲软，所以根本不会带来性交的快感，这是十分重要的特征。根据性交时没有射精与没有性交快感的情况，即可确定不射精的诊断。如果无法明确判断，则可嘱患者性交时戴上避孕套。性交结束后，若避孕套内没有精液，就能确定没有射精。

不射精通常可分为功能性不射精与器质性不射精两类。功能性不射精多半与性交方式或性交安排上出现的问题有关，也可能是由于某些不良的心理因素在作怪。器质性不射精就可能与一些疾病的诱发因素有关。不射精的主要原因如下：

1. 功能性不射精的原因

（1）心理因素：这是较为重要的一个因素，与某些不良的心理活动有关，如对性交活动存在各种顾虑：担心妻子怀孕；害怕性交给妻子带来痛苦；顾虑自己的性功能有问题；担心性交质量不好；担心自己生不出孩子或急于想生孩子；担心射精过快而妻子不满意；夫妻之间感情不融洽；性交环境条件不佳或有不安全感；对妻子有猜疑、不信任或有偏见等。这些都会通过大脑皮层的复杂活动，直接影响到性活动的各个环节，导致不射精。

（2）无性交动作：这是导致功能性不射精的常见原因。性交必须要有动作，通过男女双方性器官的互相摩擦，连续地积累与扩大性刺激的强度，并在此基础上发生射精。如果不掌握正确的性交动作，也就不可能有射精的动作。

（3）性交过于频繁：过度性交会使脊髓中的"射精中枢"过于疲乏，从而转入抑制状态。

（4）长期手淫：有手淫习惯的人，往往习惯于在手淫的强烈刺激下才会发生射精。婚后，反而因为正常的性交动作不能使"射精中枢"达到所需要的性刺激，而导致不射精。

2. 器质性不射精的原因

（1）神经系统的病变：如大脑病变、脊髓损伤、涉及神经系统的手术等，都会诱发不射精。

（2）泌尿及生殖器官的疾病：如阴茎外伤、阴茎硬结、精阜肥大、尿道下裂等，也是诱发器质性不射精的重要原因。

（3）长期应用某些药物：如抗高血压药物利血平等；镇静药物地西泮、氯氮草等；抗雄激素药物等，也会诱发不射精。

由此可见，不射精的病因很多，每个患者都应该配合医生一起寻找引起不射精的原因，以便得到正确的治疗。

不射精的治疗主要有如下几种方法：

（1）营造良好的性交环境：首先要创造一个充满诗情画意和温馨舒适的性交环境，要有一定的情调，不能有任何外来的干扰，更不能担心有旁人知悉或窥视。这样男方心情上会相当放松，加上女方情绪的渲染，更能激发出较强的性兴奋。

（2）改变性交时间：不必拘泥于在晚间上床入睡之前性交。可根据自己的实际情况，将性交安排在自己觉得最合适的时间（如清晨起床前），此时体力比较旺盛，或许会得到满意的射精。

（3）性交前热敷：性交前 15 ~ 20 分钟，男方可以用热毛巾热敷阴茎、阴囊、会阴、两个大腿内侧等部位，也可以用热水袋，水温 60 ~ 70℃，不宜太烫，热敷 10 分钟左右。这样可以让所有的性器官预先有所充血，也能让性器官的所有支配神经的兴奋性顿时提高。总之，让性器官尽快进入工作与兴奋状态，因为热敷能在短时间内，十分有效地促进被敷部位的血液循环，以及包括神经在内的所有组织细胞的活跃程度。

（4）调整性交频率：避免性交次数过于频繁，在原来性交次数的基础上，相应减少30%～50%。也可以在一段时间内有意识地节制性交。这样做有两个好处：一是由于性交次数的减少，性交时就容易延长发生射精的时间，射精就有力量。二是性交减少或停止一个阶段后，可打断原先建立的不射精的神经反射，使管辖射精的射精中枢和所有神经得以休息，对于恢复正常射精过程有帮助。

（5）加强性交前性诱导：提高丈夫性交前的性兴奋性，对于促进性交时的射精绝对有所帮助。此种性诱导最好由妻子协助进行，重点是刺激丈夫的所有性敏感区域，特别是阴茎、阴囊、大腿内侧、乳头、唇、舌等部位。男性最易引起性兴奋的方式是触觉与视觉，上述性敏感区域的抚摸是重要的触觉刺激。有意识增强丈夫对妻子的视觉性刺激，效果会格外明显。

（6）加强性交动作：为了提高兴趣，可以经常变换性交的体位，改变原先惯用的男上位，通常转换成女上位、胸膝位或坐位等方式，有时反而会促使射精。性交过程中，尤其是临近射精时，要加强阴茎抽动与摩擦动作的幅度与频率，频率至少每分钟达到40～50次，幅度也要增大。房事中途，妻子还可以同时刺激丈夫的其他性敏感区域，如唇、舌、乳头等，提高男方的性兴奋性。

（7）手淫方法过渡：性交前通过自己或妻子的帮助，先手淫一阵子，让阴茎局部先充分地积累性刺激，最好在有射精预感时，再插入阴道进行正式房事。这种方法对于手淫能射精而正式性交无法射精者，促进性交射精的效果会越发显著。

（8）电动按摩：用特制的电动按摩射精器对阴茎进行电动按摩以帮助射精。此种方法已经广泛应用于功能性不射精症的治疗，效果尚佳。也有人将此方法用于器质性不射精症的治疗，效果相对差些。

（9）电刺激诱导射精：是指用电流来直接刺激前列腺和精囊的神经，从而诱导射精或泄精。

目前，用于治疗不射精的药物有以下几种：

（1）盐酸麻黄碱：它可以增强有关射精器官中肌肉组织的力量，并且还能够显著提高管辖射精的有关中枢神经和周围神经的兴奋性，射精也就容易不少。但是有高血压、心脏病的患者，不宜采用。

（2）左旋多巴：它能增加人体血液中生长激素与肾上腺素的水平，还能抑制对射精有妨碍的催乳素的水平，有双管齐下的作用，既能兴奋大脑皮质，也能提高控制射精功能的各路神经的兴奋性，对促进射精有一定的帮助。但是有严重心血管疾病、青光眼的患者禁用。

（3）丙咪嗪：原是一种抗抑郁药物，能增强人体血液中肾上腺素的能力，提高支配射精的神经系统功能，从而帮助射精。凡是有高血压、心脏病、肝脏或肾脏功能不佳，以及青光眼的患者不宜应用。

（4）苯丙胺：与盐酸麻黄碱的作用相仿，甚至较盐酸麻黄碱更强。但高血压、冠心病患者忌用。

（5）人绒毛膜促性腺激素（hCG）：这是一种促性腺激素类药物，对于有些不射精患者具有激发与增强射精的作用。

你的"性"趣还好吗？

古人云："食色，性也"，就是说性爱和吃饭一样都是人的本能需求。"饱暖思淫欲"，正常人都有对异性和性爱的欲望，这就是性欲。但也有一些人在性欲上出现偏差，包括性欲亢进、性欲低下、性厌恶等。

一、性欲亢进

性欲亢进是指性欲过旺，超过正常性交欲望，出现频繁的性兴奋现象，对性行为要求迫切、性交频度增加、性交时间延长。青年人正常性生活每周 1 ～ 3 次，新婚夫妇或婚后久别重逢的性生活频数稍有增加，性兴奋较频则是完全正常的。而性欲亢进的表现是成天沉湎于性欲冲动之中，严重者成为色情狂，无休止地要求性交，如所求不能满足，则情绪不稳定、焦虑、烦躁、手淫，常伴有性关系紊乱，性交频率过高，甚至卖淫、嫖娼、强奸等。性欲亢进的原因，主要是性中枢兴奋过度增强所致，但大多数属生理性改变，或对性知识认识不足。

性欲亢进分为体因性和心因性两类。体因性包括颞叶病变、脑梅毒，以及大量使用睾酮、大麻或可卡因等。女性患肾上腺肿瘤或卵巢肿瘤时，有时会出现性欲亢进。心因性者可见于某些强迫症、躁狂症、精神分裂

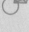

症及偏执性精神病，也可见于并无精神疾病，但具有潜意识心理变态的人。

治疗性欲亢进首先要查明引起性欲亢进的原因，若未发现器质性病变，夫妻可适当分开一段时间，以减少性刺激，同时进行心理治疗和性教育，多参加文娱体育活动，将精力应用于工作和学习生活中去。另外，可应用适当的药物治疗，如选用镇静类的药物，解除患者的性冲动，亦可用性激素疗法，以拮抗其作用，如男性性欲亢进用雌性激素治疗。对器质性病变引起的性欲亢进，可针对器质性病变治疗。

二、性欲低下

性欲低下则指的是对性生活的欲望不足或完全缺乏。可分为完全性性欲低下和境遇性性欲低下。大多数完全性性欲低下者每月性生活仅 1 次或不足 1 次，但在配偶要求性生活时可被动服从；境遇性性欲低下只是在某一特定环境或某一特定性伴侣的情况下发生。性欲低下在女性当中比较多见。大多数与精神心理因素有关，有些女性对性生活没有正确的认识，认为性生活是肮脏、不道德的行为；缺乏自信心，对自己的外貌或体形不满意，从而感到自卑、内疚或者羞愧；曾有过被性骚扰、强奸等创伤性经历；害怕性病和意外妊娠；对卫生感到忧虑；对配偶感情冷淡，夫妻性生活不协调等因素，均可能造成心理上对性生活的抵触而导致性欲低下。也有一些器质性病变，如外阴畸形、炎症、肿瘤等可产生性交疼痛导致性欲低下；一些内分泌系统疾病，尤其是性腺功能低下会使体内性激素水平下降，不能产生性交的欲望。一些药物也可降低性欲，如 α- 甲基多巴、抗组胺药、可乐宁、苯妥英钠、吩噻嗪、利血平、

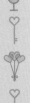

安体舒通及抗雄激素药等。

如果你的他（她）出现了性欲低下的状况，要及时就医。医生除了要详细询问病史，了解你和他（她）的性生活情况，还要进行适当的外生殖器和性激素方面的化验和检查，综合分析后判断性欲低下的原因。对于精神性性欲低下的患者目前多采用精神及心理疗法，主要是针对他（她）的不同情况进行性观念的教育和引导，使他（她）树立对性和性生活的正确态度，解除不必要的性抑制，并建议改善性生活环境，使心理得到放松，双方要互相体贴、关心，以促使性生活和谐美满。另外，还可以利用动情图像资料、手淫及性伴的引导等性治疗手段使他（她）慢慢体验性爱的快感和满足，以逐渐摆脱性欲低下。

三、性厌恶

性厌恶则是比性欲低下更为严重的性欲偏差，患者会对性生活或性活动有一种持续性的憎恶心态。表现为对性的畏惧和焦虑，从而产生厌烦情绪，并伴有生理性和性行为的异常反应。男女皆可发病，以女性为多。典型的性厌恶者对性接触中各方面都充满着强烈的抵触反应，有时甚至出现生理上的反应，表现为周身出汗、恶心、呕吐、腹泻、心悸等。性厌恶的原因与性欲低下相似，大多数与精神心理因素有关，因此，治疗也应心理治疗和行为治疗相结合。先系统学习性科学知识，了解性器官的解剖和生理，细心分析病情，找出发生疾病的原因，消除心理和精神负担，解除对性生活的敌意和偏见。在消除精神心理上的障碍以后，再进一步采用行为疗法。现在临床常用的行为疗法有系统脱敏训练、性感集中训练和盆底肌训练。

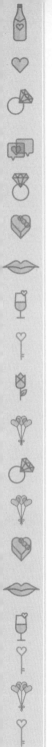

"小脑袋"出不来会影响性功能吗?

男孩在出生后,阴茎的头部(阴茎头)是被阴茎包皮包裹住的,把包皮向上推,"小脑袋"才会探出头来。如果因为包皮口狭小,阴茎头不能露出来,称为包茎。正常情况下,男孩子青春期以后,阴茎体发育长大,包皮退到冠状沟附近,"小脑袋"就彻底出来见"阳光"了。如果成年后阴茎头仍旧被包皮包裹,就是包皮过长了。包皮过长其实并不影响正常的性生活,但有可能对性交的时间产生影响。这是因为阴茎的感觉神经主要集中在阴茎头上,性交过程中不断刺激阴茎头,使性兴奋逐渐增强,到一定程度就要射精了。包皮过长或包茎时,阴茎头藏在包皮下,平时不会受到摩擦等刺激,感觉神经就更加敏感,性交时受到一点刺激就忍不住要"发射"了。另外包皮过长还容易引起包皮阴茎头炎,炎症的刺激也使阴茎头感觉过敏,缩短了性交时间。因此,男孩子在成年后,如果你的"小脑袋"还没有探出头来,最好到医院做一个包皮环切手术。

包皮环切术只是一个在门诊就可以进行的小手术,一般不会产生严重的并发症。术后要保持伤口的清洁,并口服一点抗生素药以预防伤口感染。手术后可能会有一点疼痛,尤其在晚上入睡后,会因为阴茎勃起牵拉到伤口造成疼痛，此时可以适当口服一点止痛片或雌激素类药物。需要提醒的是，术后不要过早进行性生活，以免伤口开裂。目前有包皮环切术后专用阴囊托，可减轻伤口水肿及疼痛，促进伤口愈合，为正常工作、生活带来了方便。

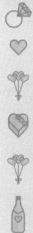

硬科普

在临床上，只有小器官，没有小手术。包皮环切术虽然是一个非常成熟的手术，但它是一个集外科、美容、伦理、心理等多方面于一体的综合性手术，它的适应证和禁忌证很多情况下是建立在患者意愿的基础上，而不是"应该""不应该"的基础上；但是假如患者非常愿意，一旦有下面的情况出现，医生也不会决定行包皮环切手术：

1. 阴茎发育异常：如尿道下裂、阴茎弯曲、阴茎旋转不良等。

2. 有炎症：急性包皮炎、阴茎头炎、尿道炎等。

3. 凝血功能异常：有明显出血倾向者。

4. 肿瘤：可疑包皮恶性肿瘤、无法同期行局部切除者。

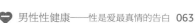

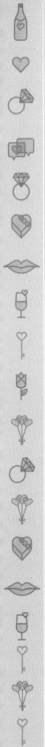

你的遗精也许有益健康

遗精是指男性在没有性交的情况下精液自行泄出的现象。可分为生理性遗精和病理性遗精。

进入青春期的男孩，随着性功能的发育进展，有时在睡眠状态下出现遗精。它是青春期开始后出现的一种特殊生理现象。第一次遗精大都发生在 14 岁和 15 岁，但也有人早在 11 岁或迟至 18 岁发生。健康未婚男性，每月有数次遗精，属于生理性遗精，其实符合正常生理规律。男性性成熟以后不断产生精液，如果没有正常的排泄渠道，精液在体内蓄积过多，对健康是不利的。从这个角度来讲，一定频率的遗精或者手淫，使精液定期得到排放对健康是有益处的，大可不必为此担忧。

但是，如果未婚男性遗精次数过多，或婚后有了性生活，仍然多次遗精，如每月 5 次以上，属于频繁遗精，应视作是性功能方面的一种病态，属于不正常现象，应该及时去医院检查。

病理性遗精的原因主要有以下几点：

（1）精神因素：由于性的要求过分强烈不能克制，特别是在睡眠前思淫引起性兴奋，长时间使性活动中枢神经受到刺激而造成遗精（如经常读淫书、淫画，导致冲动发生遗精）。

（2）体质虚弱：各脏器的功能不够健全，如大脑皮层功能不全，失去对低级性中枢的控制，而勃起中枢和射精中枢的兴奋性增强，也会发生遗精。

（3）性器官或泌尿生殖系统的局部病变：如包茎、包皮过长、尿道炎、前列腺炎等，这些病变可以刺激性器官而发生遗精。频繁遗精会给患者造成很大的精神负担和思想压力，故常出现精神萎靡、神经衰弱、极易疲乏、虚弱无力、腰酸腿软、失眠多梦、健忘等一系列精神症状，甚至造成性欲减退、早泄、勃起功能障碍等性功能障碍。

对遗精的治疗需要在医生的指导下查明原因对症治疗，从根本上解决频繁遗精。首先，要学习有关性的知识，建立正常的性生活规律，避免性器官的过度兴奋，加强体育锻炼，增强机体的体质，把主要精力运用到学习和工作中去。其次，生活中要调整睡眠习惯，不要穿太紧、太窄小的裤子，因为这些都会使生殖器官受到刺激，引起性兴奋而产生遗精，下身及足部不宜盖得太暖、太重，睡前切忌热水长久浸足，睡时采取侧卧位，尽量避免俯卧和仰卧位。对由于性器官和泌尿系统疾病引起的遗精，需针对病因给予治疗，如包茎或包皮过长，需手术治疗；尿道炎或前列腺炎可用相应药物治疗；因神经衰弱引起的遗精，严重者可适当口服镇静药。

早泄和勃起功能障碍是"连体婴"吗？

传统的观念认为早泄和勃起功能障碍仅是病情程度的轻重不同而已，即早泄是勃起功能障碍的轻症或早期表现，而勃起功能障碍则是早泄的演变结果。有人把早泄和勃起功能障碍称为一对难兄难弟。这种看法是不正确的。现代医学认为，早泄和勃起功能障碍是两个不同的疾病，二者有明显的区别。

现在大多数人所说的早泄，实际是指过早射精，性交时间短而不能满足双方的性快感。早泄属于性欲高潮障碍和射精障碍，是指射精过快或叫早发性射精。而勃起功能障碍是指阴茎不能勃起进行性交，或虽能勃起但勃起不坚，或勃起不能维持到性交完成，治疗上主要是解决勃起问题。

如果说早泄是床笫间的快枪手，那么勃起功能障碍就是一杆不能挺立的枪，或者说没有上阵就交了枪。实际上早泄和勃起功能障碍也不是完全没有关系，因为许多性功能障碍是由于精神因素产生的，这些因素可能同时造成早泄和勃起功能障碍，要么不能勃起，要么勃起不坚，勉强进行性生活，也不能维持很久，往往草草了事，缴枪投降。同样，男性在身体疲劳、虚弱或者雄激素水平下降时，都可能出现勃起和早泄的问题。

就诊叮嘱

因勃起功能障碍就诊的患者一般需禁欲 3 ~ 5 天，部分由于睾酮等内分泌因素引起的患者通常需要做内分泌激素检查，一般为第二天上午 8：00 ~ 11：00 检查，检查前须空腹，并静坐 15 ~ 30 分钟后再抽血。

因早泄就诊的患者其中有少部分可能由慢性前列腺炎引起，为了辨别诊断需要做前列腺按摩液检查，这个检查要求患者最好禁欲 3 天后来就诊。

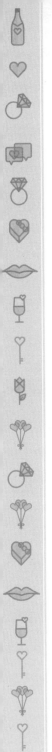

精液对女性是"补药"

很多人知道，健康的性生活对身体健康有很多好处。其实，男性的精液本身对女性的健康也有很多好处，有人也称精液为女性的"补药"。具体有哪些好处呢，这里就简单地来讲一下。

（1）有助于女性阴道的消毒：精液中的胞浆素是一种抗菌物质，能够杀灭很多病菌，帮助女性生殖器免受微生物的侵袭。那些缺乏性生活的女性，更容易患生殖系统炎症。

（2）增进夫妻感情：通常，只有在保证安全的情况下，女性才会同意男性将精液射入体内，这时男方会觉得是被肯定的，性需求会更强，有利于增加双方感情，提升婚姻的幸福感。

（3）减轻经前综合征：女性在月经前 1 周左右，骨盆血流增加，可能引起肿胀和痉挛，导致腹胀或腹痛，这就是经前综合征。而精液中的精浆含有前列腺素和一些酶类物质，它们可以引起子宫收缩，促进血液流出骨盆区，减轻骨盆压力，进而缓解腹部不适。

（4）缓解抑郁情绪：研究发现，精液的有些成分与兴奋剂差不多，可以使人情绪高涨，变得更快乐。国外有调查显示，性爱不使用安全套的女性，抑郁症的发病率和自杀概率更低。

精液虽好，但是也有可能会传播疾病，因此，在精液进入体内前，一定要确保男方身体健康。如果没有做好生育准备，请做好避孕措施。

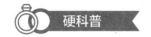

硬科普

　　精液是由精子和精浆（前列腺、精囊、尿道球腺分泌的液体）组成，精浆中水的比例高达 90%，并含有少量的蛋白质、脂肪等，还含有一些腺体分泌的物质。精液中精子顺着阴道进入子宫与卵子结合拥有孕育新生命的作用，但如果它进入了口腔，那它只是一坨味道又腥又咸的黏液，毫无营养而言。

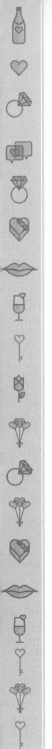

体外射精靠谱吗？

体外射精是指在性交过程中男性即将要射精时，迅速把阴茎抽离阴道，把精液射在女性身体外面。有很多人在房事前不做准备，而在性交后总是以体外射精的方法来作为避孕措施，因为他们觉得体外射精是把精子射在体外而没有进入女性阴道内，应该不会受孕。但事实上并非如此。

作为最古老的一种避孕方式，体外射精最早见于西方 2500 多年前的《希伯来圣经》，在现代避孕措施发明之前曾经流行于欧洲等地。体外射精作为一种避孕方式虽然无须任何成本、简单易行，但却存在不少危害。

首先，体外射精容易引起男性性功能障碍。男性性生活是一个自然的过程，性刺激后先是阴茎充血勃起，随着性兴奋的不断累积，精液逐渐运送到尿道前列腺部，此时膀胱颈和尿道外括约肌收缩，然后是射精，达到性高潮，并产生身心的极大愉悦。这一自然愉悦的过程，在接近高潮时戛然而止，会大煞风景，对双方心理产生不良影响。男性会使参与性生活的中枢神经和腰骶部射精中枢调控功能产生障碍，从而导致不射精，有时甚至出现勃起功能障碍。

其次，体外射精容易导致避孕失败。体外射精是失败率较高的避孕措施，有研究资料表明，避孕药的避孕失败率约为 0.3%，女性宫内节育器失败率约为 0.6%，避孕套失败率约为 2%，体外射精则为 4%。有些研究中显示，体外射精失败率甚至达 15% ～ 28%。其原因可能有：在性爱过程中，男性的精液并不一定是在性高潮时才射出的，它会在性交过程中就有可能已经有部分精液流出。即便在高潮来临前，或是射精前已经把阴茎抽离出阴道，但仍然很难排除受孕的可能性，因为只要有一滴精液流入阴道口，就有可能导致怀孕。如果一个男性能在性交时把握好节奏，在一滴精液都不泄的情况下就提前把阴茎抽出来，这样肯定不会导致怀孕的。关键在于这个节奏很难把握，而且长期体外射精的话，很有可能会导致男性的早泄。这样即便男性不想在体内射精，也把握不好节奏，最终的结果往往会事与愿违。

最后，体外射精会导致伴侣之间关系紧张。体外射精破坏了性生活的自然过程，可能会对双方心理产生不良影响，甚至引起性冷淡，影响性生活质量，伴侣之间还可能因为避孕问题产生误会，从而影响感情。

因此，建议男性尽量不采用体外射精。当然，如果在没有其他有效避孕措施的情况下，也可以考虑临时应急一下，但千万不要频繁使用。

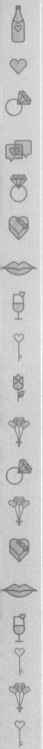

男人如何摆脱"更年期危机"的套路？

男性更年期综合征是指由于中老年男性睾丸的萎缩，睾酮的分泌减少，反馈刺激垂体的分泌增加，萎缩的睾丸对促性腺激素的反应降低，使体内性激素的调节功能失衡而引起的一系列症状。发病年龄一般在55～65岁，临床表现轻重不一，轻者甚至无所觉察，重者影响生活及工作，患者感到很痛苦。主要表现有精神心理症状：精力不集中、记忆力减退、抑郁、焦虑、易怒、多疑、神经质、工作能力下降；心血管系统症状：心悸、潮热、出汗；性方面的症状：性兴趣降低、性欲降低、勃起功能障碍；生理体能症状：睡眠减少、容易疲劳、食欲不振、骨骼与关节疼痛。

如何评判自己是否属于男性更年期综合征呢，美国有一个简单的评判方法，一共有10个问题：

——是否有性欲减退；

——是否有体能下降；

——是否有耐力下降；

——是否有身高降低；

——是否有生活乐趣减少；

——是否有忧伤和（或）易怒；

——是否有勃起不坚；

——最近参加体育运动的能力是否下降；

——是否饭后易瞌睡；

——是否最近的工作能力不如从前。

如果问题的第 1 个和第 7 个或任何其他 3 个问题回答"是"，即可评定存在男性更年期综合征。

当怀疑有男性更年期综合征时，建议到医院做一个系统的检查，抽血检测血清睾酮水平，当血清睾酮 < 230 ng/dL 可以诊断为睾酮缺乏。

当男性朋友发现自己属于男性更年期综合征时，改善症状首先要加强体育锻炼，增强体质，振奋精神，保持平和乐观的情绪，养成良好的生活习惯。其次，家人、同事的关心和理解也很重要。中医理论对此症有一定的见解，根据不同的分型，会选择相应的治疗加以调理，如滋肝养肾等。

睾酮治疗可以改善总的健康状态和情绪，提高性欲，增加肌力和骨密度。但需要根据血清睾酮的水平给予补充。原则上睾酮 > 350 ng/dL 时不予补充；睾酮 < 230 ng/dL 时补充睾酮将受益；而睾酮水平在 230 ~ 350 ng/dL 时需要重复检测。但必须注意补充睾酮可能加重潜在的前列腺疾病，如前列腺增生和前列腺癌。因此，在开始治疗前应详细检查，排除有无前列腺癌和前列腺增生造成的下尿路梗阻。此外，高龄男性发生前列腺疾病的可能性更大，故应慎用。

在预防男性更年期综合征上，我们可以从以下几点去防治：

一、进行精神和心理方面的调整

人的精神和心理对健康的影响日益受到人们的重视，中医学在精神修养方面强调"恬淡虚无"，即安闲清静，无贪求杂念。不要有过高的妄想，不应计较得失，要心情开朗、豁达。具有良好的精神和心理状态，有利于克服更年期的情绪低落、神经敏感。

二、合理安排膳食

注意合理营养，应减少食用含糖量高的食物，宜多吃富有蛋白质、钙质和多种维生素的食物；鸡、鱼、兔肉易于吸收，可适当食用；豆类及其制品不仅含有大量植物性蛋白质，还是人体必需微量元素的"仓库"，建议增加豆制品的摄入；新鲜蔬菜可提供大量维生素，应作为主要菜谱；注意保持低盐、清淡、荤腻适度，不暴饮暴食；晚餐不要过饱；男性更年期大多表现出精神、神经方面的症状，因此，要多吃一些有助于改善神经系统和心血管系统的食品，如羊心、猪心、山药、核桃仁、大枣、龙眼、桑葚、茯苓饼等。实践证明，以上各种食物对治疗头痛、头晕、乏力、心悸、气急、手足发凉和发麻等都有较好的效果。另外，最好不饮烈性酒，不吸烟，因为酒精和尼古丁会对中枢神经系统造成不良的影响。

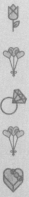

三、保持适宜的性生活

大部分男性更年期后会出现性功能衰退，性欲减弱。许多人为此而苦恼，并寻找治疗方法，以延长正常性功能。适度、愉快的性生活，有益于长寿、健康。随着年龄的增长，男性的性事不能过度，但也不能没有，若长期没有性生活，会使精液的产生能力下降。因此，性事要正常化，它的周期因人而定。

四、其他方面的保健

例如，每天坚持适当的体育锻炼有助于健康，但要循序渐进，量力而行；起居有时，劳逸有度，生活要规律，衣物增减要适应四季的变化；学会适应社会现状、周围环境，遇事冷静，不急不躁。

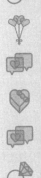

硬科普

男性从 30 岁开始，雄激素的水平便开始以每年 0.5% ～ 1% 的速率下降；40 岁后，下降速率达到 3%；而 50 岁后，雄激素衰退会更加显著。雄激素缺乏带来的后果是男性更年期的到来，引起性功能衰退、性格改变等。雄激素少了给生活确实带来了麻烦，但雄激素多了也不都是好事，因为雄激素太多还会引起脱发。

"丁丁"上长了小痘痘，是性病吗？

有些人有意无意间会发现自己的"丁丁"上长了一些小痘痘，于是开始胡思乱想，是不是得了什么不好的病了？怎么会长这玩意儿？要不要去看医生？

其实呢，很多男性的"丁丁"上都有可能长一些"小疙瘩""小肉丁""小痘痘"等新生物，不过很多小疙瘩是不需要治疗的，不用担心，但也不排除其中有一些小痘痘确实是比较棘手的病。

接下来我们就来聊聊"丁丁"上那些需要治疗和不需要治疗的小痘痘。

一、这些小痘痘不用治疗，别担心！

（1）阴茎珍珠状丘疹：阴茎珍珠状丘疹又叫珍珠疹，是"丁丁"上最常见的小疙瘩之一，也是大家问得最多的。像珍珠一样的半透明的小丘疹，呈白色、红色或黄色，常排列成一排或数排，位于阴茎头冠状沟边缘和冠状沟处。这种小疙瘩可能是由于生理发育上的变异导致的，它不影响健康和身体的任何功能，不痛不痒，长了也不用担心，无需治疗。

（2）系带旁丘疹：系带旁丘疹，正如其名，就是长在系带对侧两旁陷窝内的珍珠疹，长了它以后，"丁丁"不会有什么感觉，对身体也没有影响，所以也无须治疗。

（3）皮脂腺异位症：皮脂腺异位症就是皮脂腺出现在了不该出现的部位或某个部位的皮脂腺长太多了。表现为针头大小、孤立的、稍高起的小丘疹，有时会融合为小片状斑块。因为皮脂腺是正常皮肤的重要附属腺体之一，所以这个本身不影响健康，长了以后人也没什么感觉，也无须治疗。如果你尝试把"丁丁"部位的皮肤绷紧，就能更清楚地看到这些皮脂腺，摸上去会有细小泥沙的感觉。

（4）正常毛囊皮脂腺：在男性的阴囊和阴茎体上常常会有很多正常的毛囊皮脂腺，可表现为粟粒大小、孤立的、黄白色小丘疹，部分中央有阴毛。因为这些部位的毛囊皮脂腺个头较大，非常显眼，所以常被误认为是尖锐湿疣等性病。皮脂腺的分泌会受到雄激素的影响，雄激素可以使皮脂腺的个头变大，所以在青春期后，随着雄激素分泌的增多，这些皮脂腺也会变大，但这些并不需要治疗。

（5）阴茎硬化性淋巴管炎：多位于阴茎及冠状沟，像小蚯蚓，呈现比较细的弯曲状。对于阴茎硬化性淋巴管炎出现的原因，医学上还没有弄明白，出现这种情况的男性，有时候会有轻微疼痛的感觉，不过大多数情况下这些"小蚯蚓"可以自行吸收消退，不用治疗。

二、这些"小痘痘"，需要引起大家重视，需要及时就诊！

（1）尖锐湿疣：多表现为菜花状，呈白色、灰白色，表面粗糙。尖锐湿疣是由人乳头瘤病毒（HPV）感染导致的一种性传播疾病。性接触是它的主要传播途径，但不是唯一途径。尖锐湿疣长了以后不痛不痒，而且还有 2 周至 8 个月的潜伏期（平均 3 个月），但它可以在很短的时间内明显长大、增多。所以，如果发现自己的"丁丁"上面长了"菜花"，请抓紧去医院，别耽误了治疗。

（2）传染性软疣：初始是半球形的白色丘疹，逐渐增大至 5 ～ 10 毫米，成熟后中央会出现稍凹陷的小窝，挑破后可挤出白色乳酪样的东西来。传染性软疣是由传染性软疣病毒感染引起的一种传染性皮肤病，如果身体上长了像这样的痘痘，别耽搁，赶紧去医院。

（3）包皮阴茎头炎：轻度表现为针尖大小的红色小丘疹，严重时可累及包皮、阴茎，并出现水肿、糜烂、渗出等。包皮阴茎头炎的发病原因较多，常见于包皮过长，以及各种细菌、真菌等的感染，平时清洁不够，包皮和阴茎头之间的分泌物刺激及药物刺激，等等。

如果发现自己的"丁丁"发炎了，不要乱猜，更不要羞于咨询专业医生，该治的就治，别等到病情严重了才开始着急、发愁。

总之，如有疑问尽早去医院，一方面，可以让自己安心；另一方面，如果真患了性传播疾病，也能尽早治疗，尽早康复。

我不要"淋"妹妹

这里所说的"淋"妹妹，当然不是《红楼梦》里的林妹妹，是指一种常见的性传播疾病，它是由淋病奈瑟菌感染引起的泌尿生殖系统疾病，称为淋病。

一、"淋"妹妹的传播方式

（1）性接触传染：这是它主要的传播方式，感染率非常高。

（2）非性接触传染：此种情况比较少见，主要是接触患者的分泌物或被污染的用具，如毛巾、浴盆、衣被，甚至于马桶圈等均可传染。有些患者得病后总觉得自己很冤枉，从来没有过不洁性生活，怎么也会得这个病，其实大部分就是这种非性接触传染引起的。

（3）血源性传染：淋病也有潜伏期，这时患者体内虽有病原体但没有症状，去献血也不一定查得出来，但当其他人输入了由他们提供的血液或血液制品，就会被传染。

（4）胎盘传染：当孕妇得了淋病，如果没有及时发现，或者治疗得不彻底，病原体就可以通过胎盘传染给胎儿，导致先天性淋病。

二、"淋"妹妹表现多样的原因

淋病的表现取决于细菌的毒力、机体的敏感性、感染的程度、感染的部位及感染时间的长短，同时与身体的健康状况、性生活是否过度、酗酒等有关。

（1）男性：分为急性和慢性，急性淋病主要表现为尿道口红肿、发痒及刺痛，有稀薄黏液流出，可有排尿不适，分泌物逐渐变得黏稠，尿道口溢脓，出现尿频、尿急、尿痛、行动不便，阴茎还会有痛性勃起。一般以局部症状为主，全身的症状较轻，少数的人还会有发热、食欲不振等情况。慢性淋病主要是因为治疗不彻底引起，症状持续2个月以上，尿道内发痒、排尿时有灼热感或刺痛、排尿无力等就是它的常见表现。

（2）女性：主要感染部位为子宫颈，表现为白带增多，可为脓性，有时出现外阴刺痒和烧灼感，也会有下腹痛及腰痛，尿道口充血，有触痛及脓性分泌物，尿频，尿急，尿痛。

另外，淋病奈瑟菌还可以侵犯眼睛、咽部、直肠和盆腔等处，当血行播散时还会引起关节炎、败血症、心内膜炎或脑膜炎等。男性患者还可以有前列腺炎、附睾炎和精囊炎等合并症，反复发作的男性更有可能出现尿道狭窄。女性患者，主要合并症有淋菌性盆腔炎症，如急性输卵管炎、子宫内膜炎，还有可能继发输卵管卵巢脓肿，脓肿发生破裂后引起盆腔的脓肿、腹膜炎等。

细菌学检查是最准确的诊断方法，主要有尿道或宫颈分泌物的涂片及培养检查，还有抗原检测及基因诊断等。

得了淋病不要怕，尽早接受正规治疗，一般都能治愈，当然还要注意治疗并发症，对于合并症要一起治疗，要特别留意孕妇与新生儿，记得要定期复查随访。

三、不与"淋"妹妹共处的方法

（1）一般治疗：不仅要禁止性生活，注意休息，还要增加饮水量，禁止饮酒及摄入刺激性食物，适当补充能量。

（2）药物治疗：治疗淋病的药物很多，医生会以高效、安全和价格适宜为原则进行选择。

（3）局部治疗：只是作为辅助治疗措施，目的是清洁和去除分泌物等。

（4）手术疗法：一些特殊情况需要手术，比如，出现了输卵管、卵巢脓肿，经过积极治疗无效，则应手术切除病变组织，但应尽量保留生育功能。或是出现尿道狭窄了，做尿道扩张术或尿道环状切除术效果更好。

当患者自觉症状消失，没有尿道分泌物了，并且治疗后分泌物涂片及培养都是阴性，就说明治愈了。

当然，病症的预防还是非常重要的，大家要做到以下几点：

（1）建立正确的性观念，严禁卖淫嫖娼。

（2）使用安全套进行性生活，可明显降低发病率。

（3）在公共浴池里，提倡淋浴，不建议池浴。

（4）患病后要及时去正规医院就医，积极彻底治疗，并且要注意隔离，治愈前要绝对避免性生活。对已治愈的患者要定期复查。特别要注意的是，性伴侣也要同时进行检查、治疗。

（5）患者还要注意个人卫生与隔离，不与家人、小孩，尤其女孩同床、同浴。

（6）如果产妇为淋病患者，为了防止新生儿发生淋菌性眼炎，应为新生儿用 1% 硝酸银滴眼液滴眼。

做到了以上几方面，"淋"妹妹就不会来找你了。

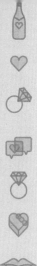

梅毒真的很"毒"

前面讲过了淋病，与它一样的一种常见的性传播疾病叫梅毒，它绝大多数也是通过性途径传播，也可以通过胎盘传染给胎儿。

梅毒的病原体叫梅毒螺旋体，可以侵犯皮肤、黏膜及其他多种组织器官。下面我们就来讲一下梅毒不同分期的主要表现。

（1）一期梅毒：主要是皮肤的损害，典型损害叫做硬下疳，开始时是一个红色的小丘疹或硬结，继而发展为糜烂，形成溃疡，质地硬，不痛，大多是单发的，有时也会有 2 ~ 3 个。如不治疗，经过 3 ~ 4 周硬下疳才可以自愈。如果进行积极有效治疗的话，可以迅速愈合。

（2）二期梅毒：这是梅毒螺旋体引起的全身广泛性损害，除了皮肤损害外，还可以侵犯内脏及神经系统，通常在硬下疳消退后 3 ~ 4 周发生。二期梅毒的皮肤损害可有斑疹、丘疹及脓疱疹。

（3）三期梅毒：是由于未经抗梅毒治疗或治疗不彻底引起的，发生的时间晚，病程长，症状很复杂，任何的组织器官都可以累及，比如，结节性梅毒疹、树胶样肿、近关节结节等，对组织破坏性较大。

如果由感染梅毒的孕妇经过胎盘传染给胎儿，就称为先天性梅毒，也叫胎传梅毒。2 岁以内出现的是早期先天性梅毒，超过 2 岁出现的则为晚期先天性梅毒。早期先天性梅毒常常会引起早产和死胎，表现为发育缓慢、营养差、反应低下、皮肤皱褶像老人一样、发烧、贫血、病理性黄疸、血小板减少等。而晚期先天性梅毒，梅毒溃疡容易侵袭鼻、鼻中隔和硬腭。神经性梅毒常可发生麻痹性痴呆和脊髓痨，视神经萎缩可导致失明，梅毒性角膜炎可导致角膜瘢痕。

我们再了解一下梅毒的治疗，现在是以青霉素治疗为主，中药基本只是起辅助作用。如青霉素过敏者，也可以用四环素和强力霉素。但是孕妇及儿童，是禁用四环素的，这时可以用红霉素进行治疗。

对于一些特殊的患者，比如，梅毒性心血管病患者，当患者有心衰时，应该首先治疗心衰，等心功能代偿时，再从小剂量开始注射青霉素；对于神经性梅毒，在注射青霉素前要口服强的松；如果孕妇得了梅毒，应该在怀孕前 3 个月及怀孕后 3 个月各治疗 1 个疗程。

在治疗梅毒时要注意诊断必须明确，越早治疗效果越好，剂量要足够，疗程要规则，治疗后还要定期复查，并且对传染源及性伴侣要同时进行检查和治疗。

与淋病一样，预防其实是最重要的，一定要做到以下几个方面：

① 遵守道德规范，避免不洁性行为。

② 出现梅毒可疑症状者应去正规医院就诊，早期诊治，并配合医生彻底治疗。

③ 早期梅毒治愈前禁止性生活，女性梅毒患者在彻底治愈前应避免妊娠。

④ 3 个月内凡接触过传染性梅毒的性伴侣应积极去医院进行检查。

⑤ 梅毒治疗后，要记得定期随访复查。

做好了预防，小"梅"姐姐也会远离你的。

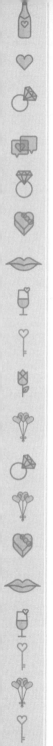

医生说我感染了，你也要去查一下

"医生说我患了非淋菌性尿道炎，让咱俩都查一下衣原体和支原体。"如果你听到了这句话，一定要先知道什么是衣原体和支原体。它们是指沙眼衣原体和生殖支原体，是引起非淋菌性尿道炎的主要病原体。

一、尿道感染衣原体或支原体的表现

它们发病一般有 10 ～ 20 天的潜伏期，而且症状拖延，时轻时重。男性患者，可表现为尿道不适，发痒，烧灼感或刺疼，尿道红肿，尿道分泌物多为浆液状、稀薄。女性患者主要表现为宫颈的炎症和糜烂，分泌物增多，外阴瘙痒，下腹不适。但有些患者也可能没有什么症状。

它们还可能引起一些并发症，男性可以出现附睾炎、前列腺炎，女性可能并发输卵管炎。此外，沙眼衣原体、生殖支原体感染还可能导致不育、异位妊娠、流产、死胎及新生儿死亡。

二、治愈非淋菌性尿道炎的方法

如果被确诊为非淋菌性尿道炎，就应采用广谱抗生素治疗，而且一定要规则、彻底地治疗。主要的药物有米诺环素、强力霉素、红霉素及喹诺酮类等，需要 1 ～ 2 周的时间。等到症状消失，男性无尿道分泌物，尿沉渣无白细胞，女性子宫内膜炎临床症状消失，就是治愈了。

三、如何预防非淋菌性尿道炎

首先要洁身自爱，根除性混乱现象。在没有治愈前要避免性生活。另外，患病后应该专用浴盆、浴巾，而且浴盆、浴巾连同内裤都要经常煮沸消毒。而性伴侣也要同时检查治疗，这也就是为什么妇科医生发现患者感染衣原体或支原体后要求男方也要去检查的原因了。

 就诊叮嘱

男性生殖道感染是男科常见疾病，主要包括包皮阴茎头炎、尿道炎、睾丸炎、附睾炎、前列腺炎、精囊炎等。因男性生殖道感染而初诊或复诊的患者需注意以下几点：

1. 支原体、衣原体感染者应用抗生素治疗后复诊，一般要停药2 周后再复查。

2. 怀疑有包皮阴茎头炎就诊者，就诊前不要将包皮阴茎头上的污垢洗掉，待医生检查后再洗去，必要时可能需要留取标本进一步化验。

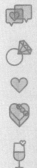

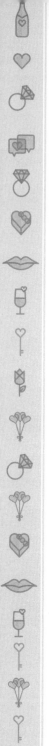

"艾"你没商量

众所周知，目前艾滋病还没有治愈的办法，病死率很高，晚期艾滋病没有挽回的余地，真是"艾"你没商量。因此，了解艾滋病是什么及如何预防就显得非常重要。

艾滋病是获得性免疫缺陷综合征（acquired immunodeficiency syndrome, AIDS）的简称。是由感染人类免疫缺陷病毒（human immunodeficiency virus, HIV）引起。HIV 是一种能攻击人体免疫系统的病毒，它的主要攻击目标是人体免疫系统中重要的 CD4 T 淋巴细胞，HIV 可以破坏大量该细胞，使人体丧失免疫功能。因此，人体易于感染各种病原体，并可发生恶性肿瘤，病死率较高。人体感染 HIV 后，最开始的数年至 10 余年可无任何临床表现。一旦发展为艾滋病，患者就可以出现各种临床表现。一般初期的症状如同感冒，可有发热、乏力、食欲减退等。随着病情的加重，症状日渐增多。皮肤、黏膜可出现白色念珠菌感染、单纯疱疹、带状疱疹等。以后渐渐侵犯内脏器官，侵犯肺部时可出现胸痛、咳嗽、呼吸困难，侵犯消化道可引起腹泻、便血、肝脾肿大等。后期常发生恶性肿瘤，导致机体消耗而死亡。但临床症状复杂多变，每个患者并非上述所有症状全都出现。艾滋病的确诊主要依据血

HIV 抗体检测。

虽然全世界众多医学研究人员付出了巨大努力，但至今尚未研制出根治艾滋病的特效药物，也还没有可用于预防的有效疫苗。目前艾滋病的治疗目标是最大限度和持久地降低病毒载量，获得免疫功能重建和维持免疫功能，提高生活质量，以及降低 HIV 相关的死亡率。艾滋病的治疗强调综合治疗，包括一般治疗、抗病毒治疗、恢复或改善免疫功能的治疗及机会性感染和恶性肿瘤的治疗。对 HIV 感染者无须隔离治疗，无症状 HIV 感染者仍可保持正常的工作和生活，但应根据具体病情进行抗病毒治疗，并密切监测病情变化。对艾滋病前期或已发展为艾滋病的患者，应根据病情作相应处理。抗病毒治疗是艾滋病治疗的关键，高效抗反转录病毒联合疗法的应用，大大提高了抗 HIV 的疗效，显著改善了HIV 感染患者的生活质量和预后。

艾滋病重在预防。大家应注意不要借用或共用牙刷、剃须刀、刮脸刀等个人用品，不要擅自使用血制品和沾有别人血液的注射器，避免直接与艾滋病患者的血液、精液、乳汁和尿液接触。使用安全套是性生活中最有效的预防艾滋病的措施之一。

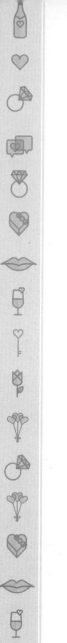

得了恶性肿瘤，还能好好地爱吗？

肿瘤患者的性生活也是一个不能回避的问题。一方面，肿瘤患者也和健康人一样有性的需求。另一方面，患者的配偶作为健康的另一半，也应该利用更多的机会和方式关心和安抚自己的伴侣，其中就包括适当的性生活。

因肿瘤而引起的心理障碍、形体改变、体能下降、生殖器官残疾等，都可能会影响到肿瘤患者的性表达和性能力。由于肿瘤是一种特殊的疾病，常常会威胁患者的生命，会使患者长期处于紧张、恐惧之中，情绪随之低落，加之这种消耗性疾病可使患者在短期内体能下降，暂时降低患者对性的兴趣和要求，而且手术、放疗和化疗等均可导致患者体质下降，精力不足。发生在生殖器官的肿瘤，手术会造成一定程度的生殖器官残疾，使患者产生心理障碍，诱发或者加重患者的性功能障碍，或对性生活产生担忧、恐惧、排斥等心理。

但适宜的性生活是无害的，合理有节制的性生活有益于患者的身心康复，能增强患者的自信心，是患者重新融入社会，生活重新步入正轨的重要标志，多数医生鼓励患者康复过程中恢复正常的性生活。肿瘤患者生存时间的长短除了与治疗有关外，在很大程度上还要取决于患者对生存抱有的坚定信念和勇气，夫妻之间的安慰和爱抚可以增加患者的信心，利于康复。

当然，肿瘤患者的性生活也有需要注意的地方。在肿瘤患者接受某些治疗，如放疗、化疗时，患者体质会下降，所以不宜进行性生活。当治疗结束后，病情稳定时，随着体力逐渐恢复，这时恢复性生活是合适的。一般而言，以性生活不感到勉强，并在次日不感到疲乏为宜。至于性生活的频率，即使恢复较好，也应适当低于病前的性生活频率，以免体力过分消耗，影响身体康复。此外，由于疾病的长期消耗和治疗的影响，患者在开始恢复性生活时可能会感到力不从心，需要慢慢来，不能着急。

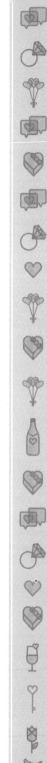

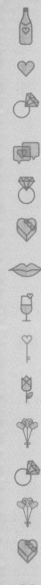

每3个备育男就有1人精子质量差

"到我们这里生育前检查的男性中，每 3 人就有 1 人精子质量差。"某三甲医院夏医师告诉笔者，进入 21 世纪后，世界上男性的精子浓度每毫升又减少了 5100 万个。

纵观这几十年的精子质量，呈现下滑的趋势。第 5 版世界卫生组织对人类精液检查报告中，将 1999 年制订的精子浓度达到每毫升 2000 万个精子算正常降低到每毫升 1500 万个就算正常。而 1990 年的正常标准为每毫升精子要达到 6600 万，而现在 1500 万就算正常了，标准逐次降低，这让所有专家都对男性未来的生殖健康产生担忧。

精子发育不良会影响人口质量，导致胎儿的畸形、死胎、早产及出生后缺陷、弱智等问题。因为精子质量的下降，不育症的比例也提高到了每 100 对夫妇中就有近 15 对可能不育。最近，国内各地精子库也传来最新数据：上海志愿捐精者的合格率不超过 21%；河南精子库的捐献合格率在 22% 左右；北京精子库的统计仅初筛能提取样本的人数不到 1/2，最后能成为合格供精志愿者的只有 15%；江苏精子库总体的筛查合格率也不高，只有 13% ~ 25%。

中国人民解放军东部战区总医院曾对来医院准备生育的男性精子质

量检查结果进行过统计，发现精子质量差不是个别现象，每 3 个备育男性中就有 1 人精子质量差。

最新对不育男性的分析发现，男性精子数量和质量的下降除了与各种辐射、压力、烟酒等因素有关外，与晚婚晚育也有关系。现在晚婚晚育蔚然成风。特别是男性，在大城市，很多男性到 30 岁左右才准备结婚，到了 35 岁才生育。都说生育对女性的年龄要求高，其实，生育对男性的要求也高。因为，精子质量比较好的年龄段是 20 ～ 30 岁，到 35 岁以后，精子质量就开始走下坡路。

一、"借精生子"要等一年半

"精荒"已经在南京呈现，江苏省人民医院生殖中心有 700 多对夫妇在等精子。每 6 对夫妇中，就会有一对不育症患者，很多夫妻需要借"精"生育，精子的需求量很大。据了解，目前我国不孕不育的发病率在 10% ～ 15%，而且有不断上升的趋势。男性因为无精、少精、弱精、精子畸形导致的不育越来越多。其中，无精子症的男性比较多，占到男性不育的 20% 左右，对于无精子症的患者来说，想要孩子就只能寄希望于精子库了。目前，该院精子库入不敷出，要"借精生子"需等一年半。

"没法生育的夫妻就做丁克，实在想要孩子完全可以领养一个孩子啊？"对于这个疑问，江苏省人民医院精子库的医生说，很多夫妻并不想让外人知道他们不能生育，所以，他们对精子的要求也比较高，和男方血型一致是肯定的，有的甚至要求捐精者的外貌、身高都要和男方相似。诸多条件的限制，给精子输出增加了难度，这样精子也就显得"更荒"了。

二、精子质量为啥变差了？

每天用手机超 4 个小时影响大！

手机发射出的高频微波对男性的生殖功能影响非常明显，可以使精子数量大量减少，精子活力严重下降。有研究显示，使用手机时间长（每天超过 4 个小时）的男性，精子数量最少，每毫升精液中只有 500 万个精子。此外，喜欢桑拿浴，长期穿紧身牛仔裤和化纤内裤，久骑山地车，习惯使用香水和美容品等，都有可能对男性的精子造成损害。尤其现在许多年轻人喜欢把笔记本电脑放在双腿上操作，这样非常容易提高睾丸温度，对精子的影响也很不利。也有专家指出，连续驾车 2 个小时以上也足以让男性的精子数量有所下降。

三、肥胖男性精子更易亚健康

很多男性婚前体形苗条，成家后体形变得"富态"。肥胖的男性更容易引起不育，精子也变成亚健康状态。首先肥胖会造成内分泌的紊乱，而精子产生又和内分泌有关。同时肥胖也能造成阴囊温度的提高，通常情况下，阴囊的温度要比正常体温低 1.5 ～ 2.0℃，体形变胖后，随着脂肪的加厚，阴囊散热的功能受到影响，温度的提高也破坏了精子正常的生存环境。肥胖男性出现精子量过低的危险比正常人高出 60%，精子异常概率更是高达 40%。

就诊叮嘱

　　因婚后不育到男科门诊就诊的患者常常需要做精液检查，而精液检查主要依靠患者通过手淫法取精然后送检，精液检查结果往往反映患者近段时间以来的精子情况。因此，为确保精液检查结果能客观反映患者近期身体状况，在此提醒患者需要做到以下几点：

　　1. 就诊前一般禁欲 3 ～ 5 天。

　　2. 不要疲劳，不要熬夜。

　　3. 不要酗酒。

　　4. 患者近期因感冒发热等服用了可能对精子产生影响的药物，暂不做精液检查，一般停药后 2 ～ 4 周再行检查。

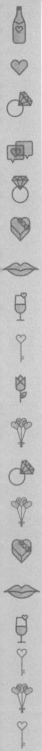

"小蝌蚪"的 8 种死法

大家知道,在显微镜下,人类精子的形态十分可爱,宛如一个个的"小蝌蚪",而精子寻找卵子并与之结合的过程,也被戏称为"小蝌蚪找妈妈"。

实际上,真正的小蝌蚪找妈妈,看似过程曲折,实则有惊无险,最终还是一家团圆,皆大欢喜。而精子先生寻找卵子小姐,则凶险异常,不但过程崎岖坎坷,结果也多不完美,除了那位"幸运先生"之外,其他精子们结局都是一样的——壮烈牺牲。那些不幸的"蝌蚪"先生们都是怎么"牺牲"的呢? 下面且看它们的 8 种死法。

(1)干死:都说鱼儿离不开水,精液中含有 90% 的水分,因此,如果精液中的水分很快被蒸发掉,精子们最终会因干涸而死。比如,因某种原因精子被射到地上、墙上、床上等不适宜精子生存的地方。

(2)闷死:由于避孕的需要,精子被不幸地射到避孕套里,那也只能对这些"小蝌蚪"们表示同情吧,因为前途是光明的,道路却是一点也没有!

(3)醉死:如果精子的主人整日饮酒过多,甚至是经常酗酒,那么体内各组织被酒精毒害,精子也不能幸免于难。试想:整日醉生梦死的精子先生哪里还会有心思主动去约会苦苦等待的卵子小姐呢?

（4）熏死：人人都知道长期大量吸烟对肺有危害，殊不知烟草里的有害物质对精子质量也有严重的影响，可造成大量的精子畸形化，如双头、巨头、无尾等。试想：这些长相古怪的精子先生又怎么可能被外貌协会的卵子小姐看上呢？

（5）毒死：睾丸是精子出生的地方，可是生它养它的地方会被一种叫精索静脉曲张的疾病所累，由于静脉血液反流，毒素积聚，精子先生每天生活在犹如"雾霾"重重的环境中，无法享用新鲜的氧气及养料，以致病魔缠身，日趋憔悴而亡。

（6）热死：我们知道，精子从小就娇生惯养，尤其对温度有一个近乎苛刻的要求：得保持在35℃左右。如果出现局部温度超过35℃的情况，精子的生成及发育就会受到严重的影响，最终，大量的精子因无法忍受"炙热"而一命呜呼。

（7）堵死：是骡子是马得拉出来遛遛才知道，如果输精管道被阻断，比如，做了输精管结扎术，或是炎症导致的梗阻，精子先生被困在睾丸或附睾中，即便有万种风情，却与谁人诉说？只能郁郁而终，好不凄凉！

（8）累死：精子先生要想见到朝思暮想的卵子小姐，就必须游过"漫长"的距离。因为精子的长度大约是50微米，女性的生殖道长度大约为250 000微米，约是精子长度的5000倍。所以，要完成任务需要强壮的身体和坚强的毅力。那些体质欠佳者早在半道儿就呜呼哀哉了。

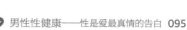

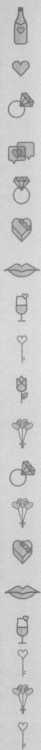

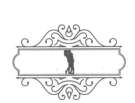

精液过多也会影响男性生育

精液是由精子和精浆组成的，精子是由睾丸生精小管内的精原细胞分化发育而来的。成熟的精子由附睾、输精管到达射精管，暂时贮存在精囊内， 射精时由大量的精囊液、前列腺液、尿道球腺液与精子混合而成，总称精液。

一个健康的成年男性，每次精液的排出量为 2 ~ 6 毫升。精液过少或者过多都是不正常的。临床上如果数日未排精而精液量少于 1.5 毫升，即为精液过少。男性一次排精后，精液一般要经过 1 ~ 2 天的补充才能恢复正常，所以性生活或手淫频繁者，每次精液量会相对减少，但间隔一段时间就可以恢复正常，不能算是精液过少。当一次排精量超过 8 毫升称为精液过多，这是一种非生理现象，多由于泌尿生殖系感染和垂体促性腺激素分泌亢进所致。泌尿生殖系感染包括前列腺炎、精囊炎等。其中精囊炎在青壮年男性中比较常见，多由大肠埃希菌、克雷白杆菌、变形杆菌及假单胞菌等病原体感染引起。当精囊邻近器官，如前列腺、后尿道、结肠等有感染，或在某些情况下发生前列腺、精囊充血时，病菌就容易乘虚而入，诱发精囊炎。精液过多实质上是精浆分泌或渗出过多造成的，而精子总数并没有变化，这自然会引起精液中精子浓度降低，从而降低受孕概率。过量分泌的精浆因炎症等病理因素的影响，还会干扰精子的活动和功能。另外，精液量过多会使带有大批精子的精液从阴道流失，从而减少受孕概率。因此，临床上精液过多的患者大多由于生育问题而就诊。

临床上对于精液过多的患者，要针对病因进行治疗。首先要看泌尿生殖系统有无感染。临床检查、检验主要包括 B 超、细菌培养、精液支原体、衣原体检验等，如果检查结果阳性，则进行针对性的抗感染和对症支持治疗。如果排除了感染，且精子活力尚可，为了解决生育问题，那么在性生活后，女方可以用枕头垫在臀部，抬高体位，防止精液流出，亦可使用宫颈帽以提高受孕概率。如果上述失败或者精子活力差，可以对精子进行体外处理、上游等，再根据精子活力、浓度情况行人工受精（IUI）。如果精子活力还差、浓度还低，则可选择单精子卵细胞质内注射（ICSI）做"试管婴儿"。

总之，精液过多是男科常见疾病之一，对于男性生育能力有一定影响，尤其对于生育年龄的男性来说更值得关注。

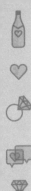

盘点精子的六大"杀手"

（1）吸烟饮酒：现代人都讲究优生优育，在要孩子之前，男性要"封山育林"，就是不喝酒，这也成了酒桌上的挡酒词。的确，酒精会影响精子质量。可是，虽然说烟酒不分家，但仍有很多男性只戒酒不戒烟。实际上，吸烟同样会伤害精子。研究表明，吸烟者的精子浓度、精子活动率、正常形态精子率都明显低于不吸烟者。

（2）高温：泡泡热水澡、蒸个桑拿，既舒服又解乏，对很多男性来说，是件惬意的事情。然而，不恰当的高温对男性最重要的器官——睾丸，会造成严重损害。国外曾有一项研究，将雄性动物置于38.5℃的高温环境下55分钟，随后发现其交配与生育力明显下降。精子生成最合适的温度是35.6～36.0℃，温度超过37℃就会对其造成损害，首先影响的是生精细胞，长期高温会对生育能力造成不可逆的损害，甚至影响产生雄激素的睾丸间质细胞，继而影响男性性功能。有研究证实，若有一次发烧超过38.5℃，对精子的抑制作用可持续6个月。阴囊本身有着很好的散热功能，因此，阴囊内睾丸的温度要比体温低1～2℃，但常洗热水澡和桑拿会使睾丸温度过高，影响生精。建议不要频繁地洗热水澡或桑拿，如果泡澡，建议水温应在34℃左右，每次时间以15～20

分钟为宜。对于有生育要求的男性朋友来说，最好别蒸桑拿。

（3）久坐：久坐也会影响精子的质量和数量，办公室坐椅或车辆座椅的坐垫柔软，阴囊包括睾丸都受到压迫，不利于阴囊的血液循环和散热。在这种体位变动幅度极小的环境中工作，阴囊极易受热过度，从而影响睾丸的生精功能，因此最好半小时起来活动一下。

（4）电磁辐射：经常面对电脑的男性注意了，长期接触电脑的男性不育症发病率明显增高，原因可能是电磁辐射对生殖系统的影响。最近有国外学者研究发现，长时间使用手机可导致精子数量、精子活力下降，且这种影响随着每天使用手机的时间增加而加重。

（5）精神紧张：精神紧张也会影响精子质量。国外有学者曾经对等待执行死刑的犯人进行研究，该犯人在逮捕前刚刚使女性怀孕，证明其生精能力是正常的，但是在即将执行死刑的等待期间对其睾丸进行活检，却没发现一个精子。这说明对于死亡的恐惧让睾丸生精功能极度降低。精神紧张会通过神经内分泌系统的作用而影响生殖功能，故学会自我调控情绪，保持心情舒畅，将有利于优生。

（6）生殖道炎症：生殖道炎症导致男性不育的现象越来越普遍，生殖道炎症既包括普通的感染，也包括性病。近年来，国内性病的流行已经到了很严重的地步，由此而引发的对生殖系统的破坏也是惊人的。临床调查显示，仅此一项引起的男性不育就占到近 20%。

除了常见的六大精子"杀手"，大家还要当心其他精子杀手：

（1）射线：附睾对 X 线照射非常敏感，附睾里存储的都是成熟精子，遇 X 线会变成畸形。

（2）毒物：包括农药（如二溴氯丙物）、油漆、蓄电池、焊锡。

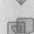

（3）药物：如化疗药物、某些降压药物、过量的激素、抗酸药物、免疫药物、抗癫痫药物及一些抗生素，如新霉素、红霉素、庆大霉素、甲硝唑、呋喃西林、柳氮磺胺吡啶。

（4）油炸、腌制食物：油炸、腌制过程中产生的一些化学物质有杀精作用。

另外，长时间吸入甲醛等装修污染气体，缺乏维生素 A，服用雌激素和毒品，都不利于精子生成。

慢性前列腺炎会影响性功能和生育功能吗？

很多慢性前列腺炎患者会出现不同程度的性功能障碍，如遗精、早泄、勃起功能障碍、性欲下降等。在一项对国内 1789 例慢性前列腺炎患者的调查中发现，性功能障碍的发生率为 49%，早泄与勃起功能障碍的发生率分别为 26% 和 15%，7.7% 的患者同时有早泄及勃起功能障碍。这个比例是比较高的，但与患者的年龄及病程无关。

慢性前列腺炎对患者性功能的影响主要与前列腺受到炎性刺激有关，而对管辖阴茎勃起的神经和血管功能并没有明显的不良影响。这些患者的性功能减退更多的是由于长期的肉体与精神症状所产生的心理压力造成的。特别是那些不了解该病性质的患者常会认为自己只是性功能有问题，久而久之可导致患者性欲减退，发生性功能障碍。还有一部分患者由于性兴奋时前列腺充血会使局部疼痛加重，并可产生射精痛和早泄，从而影响性欲。前列腺炎症也会造成性敏感性增强，直接导致早泄和遗精。

因此，在慢性前列腺炎的治疗中，要做好患者的思想工作，让患者了解有关的医学知识，加强对疾病的认识，解除患者的思想顾虑，必要时可进行一定的心理治疗。适当安排性生活，既不要长期禁欲，也不要

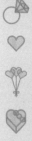

频繁性交。频繁性交会造成盆腔的反复充血，加重前列腺的炎症反应和局部症状；长期禁欲不但会因性欲得不到宣泄会对患者的心理产生影响，并且因为感染的前列腺液积聚在前列腺内，不能及时排出，也不利于炎症的治疗。从这个意义上说，我们主张前列腺炎患者应该有一定次数的性生活，这样既可以排出感染的前列腺液，又有利于改善前列腺的血液循环，促进炎症的吸收，提高患者对治愈疾病的信心。妻子对丈夫应给予精神上的关心，不要轻易怀疑丈夫的慢性前列腺炎是由于不洁性行为所致。这样的话，不仅无助于丈夫前列腺炎的治疗，还会加重他的精神压力。

在一些育龄期的青年中，还存在因为慢性前列腺炎而影响生育的情况。慢性前列腺炎经常伴发慢性附睾炎和精囊炎，造成输精管道内环境的改变，甚至造成管道的阻塞。前列腺有炎症时，腺体纤维化和腺管堵塞均可使前列腺液的分泌减少，造成精液量减少，影响精子活动力。同时还可以导致前列腺液中酶的活性下降、pH 升高、精液中白细胞增加、精液黏度增加、液化时间延长。炎症反应还可使体内抗精子抗体增加，使精子死亡，引起免疫性不育。

现在已经证明，多种致病微生物可使精液中精子的数量和活动力下降，并且大量的细菌和细菌所产生的毒素可消耗精液中的营养成分，从而影响精子的存活。此外，前列腺炎还会影响生殖腺的分泌功能，导致精液量减少和精子活动力下降。

事实上，只有少数人因为慢性前列腺炎而导致不育。有些人尽管前列腺炎的症状很严重，却仍然可以生育。这说明慢性前列腺炎只是在一定程度上影响生育能力，大多数情况下还没有达到足以导致不育的程度。

然而，从优生优育的角度考虑，对患有慢性前列腺炎的育龄男性，我们还是建议他们积极接受治疗，在慢性前列腺炎没有治愈之前最好不要生育。

 就诊叮嘱

慢性前列腺炎属于男科常见病，临床最常见为Ⅲ型前列腺炎（慢性前列腺炎/慢性骨盆疼痛综合征），其诊断主要经直肠按摩取前列腺按摩液进行显微镜下检查，镜下发现白细胞数量异常增多往往提示炎症的存在，但白细胞数量并不与患者症状体征的严重程度成正比。做前列腺按摩液检查前需做好以下几点：

1. 检查前一般须禁欲 3 ~ 5 天。
2. 近期有使用抗生素者必须停药 1 ~ 2 周后再做检查。

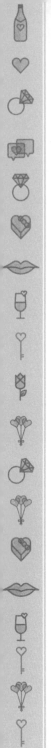

治疗前列腺炎，并不一定都要消炎

现在，关于男性疾病与健康方面宣传最多的，莫过于前列腺炎：报纸、广播，都在讲男人患了前列腺炎以后有多痛苦。部分男人因某些不适（非前列腺方面）去某些所谓的男科或泌尿外科医院检查，也都被"查出"了前列腺炎。难道，前列腺炎真如此般肆虐？

前列腺炎的确是成年男性的常见病之一。有资料显示，约 50% 的男性在一生中某个时期会受到前列腺炎的影响。

目前，按照最新的分类方法，前列腺炎主要分为以下四类：急性细菌性前列腺炎（Ⅰ型）、慢性细菌性前列腺炎（Ⅱ型）、慢性非细菌性前列腺炎 / 慢性骨盆疼痛综合征（Ⅲ型）、无症状性前列腺炎（Ⅳ型）。

其中，在慢性非细菌性前列腺炎 / 慢性骨盆疼痛综合征（Ⅲ型）里，按照白细胞是否增加（通过前列腺按摩液、按摩后的尿液和精液检查判断），还可进一步分ⅢA（白细胞升高）和ⅢB（白细胞在正常范围）两个亚型。

一、不坚持治疗，日后更麻烦

虽然很多人曾患前列腺炎，但并非都要治疗。

对于Ⅰ型及Ⅱ型的前列腺炎，其主要致病因素是病原体感染，如大肠埃希菌、金黄色葡萄球菌等，治疗上应以抗生素为主。

比如说，Ⅰ型（急性细菌性前列腺炎），使用抗生素是必要且紧迫的。尤其在开始时，为了尽快缓解发热等不适症状，患者可能需要打点滴，待不适症状改善后，则可改用口服药物。

需要强调的是，抗生素的疗程应该达到4周以上，即便是症状较轻者，口服抗生素也要达到2~4周。有些患者感觉症状好转后，渐渐地就没有坚持服药，结果可能导致病情反复，甚至演变成慢性前列腺炎。

而对Ⅱ型（慢性细菌性前列腺炎）患者而言，坚持服药就更为关键。因为药物要渗透到前列腺并不容易，所以，抗生素治疗至少要维持4~6周，其间若疗效不佳，还要更换其他敏感抗生素，但不推荐前列腺内注射抗生素。

此外，一些前列腺不适症状，如排尿不适、疼痛等较明显者可选用α受体阻滞剂（如特拉唑嗪、多沙唑嗪等唑嗪类药物），或选用植物制剂、非甾体类抗炎镇痛药等来缓解。

当然，还有一点必不可少，慢性前列腺炎患者要忌辛辣刺激性食物和饮料，戒酒，避免憋尿、久坐，定期规律排精。此外，适当热水坐浴也有助于缓解疼痛症状。

二、用抗生素前多个心眼

Ⅲ型前列腺炎是最复杂的前列腺炎，也是争议最多的。多数学者认为，其主要病因可能是病原体感染、炎症和异常盆底神经肌肉等共同作用。

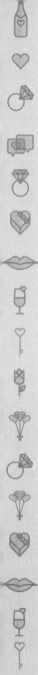

患者尽管多次做常规细菌检查（通过前列腺按摩液或尿液等），但往往查不到病原体，可尿频、尿不尽或会阴疼痛不适等症状却反复发作，令人难受。

目前，在治疗前列腺炎的临床实践中，抗生素仍是其一线用药，但实际上，只有约 5% 的慢性前列腺炎是有明确感染的。

所以，对于ⅢA 型的慢性前列腺炎而言，因白细胞水平的确有升高，可尝试使用抗生素来治疗，但大多也是经验性治疗，可先口服抗生素 2～4 周，再根据疗效来决定是否继续使用。只有患者感觉使用抗生素后症状减轻了，才建议继续使用，但总疗程以 6 周为宜。而ⅢB 型，因白细胞没有升高，故不推荐使用抗生素。

要记住一点，即使被诊断为慢性前列腺炎，也非所有人都要治疗，关键还是看前列腺炎是否对你的生活、工作产生影响。

尽管患者在做 B 超检查时可有前列腺结石或钙化、前列腺周围静脉丛扩张等表现，但仍缺乏 B 超诊断前列腺炎的特异性表现，医生也无法利用 B 超来对前列腺炎进行分型。所以，若仅通过 B 超检查就说患者患了前列腺炎，很不靠谱。

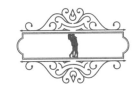

滥吃保健品教训多

保健品市场的红火是件好事，说明中国人的健康观念越来越强了。然而，在这表面的热闹下，也要提防由不规范操作和错误观念带来的负面效果。政府如何加大力度、严加监管，是关系到保健品能否为我们带来货真价实健康的一个重要前提。

在三聚氰胺引发中国乳制品行业强震时，有人曾预言，如果中国出现第二个"三聚氰胺事件"，那一定是在保健品行业。然而，在现实中，一个强大的悖论困扰着中国保健品市场：提起保健品，人们会在其信誉上画问号，但在购买力上却未受影响。滥补现象已成为食用保健品最严重的问题之一，也是专家们最担忧的一件事。

对药物滥用，大家都很重视，因为人人都知道"是药三分毒"。可对保健品，很多人却习惯性地认为"吃再多、怎么吃都不会有不良反应"。事实上，对于男女老少不同人群来说，滥吃保健品的危害大得让你想象不到。

一、滥吃保健品的危害

（1）儿童：性发育提前、肥胖。很多保健品都含有雌激素，如果大量补充，会影响女孩的第二性征发育，最典型的就是乳房发育、月经提前；男孩则会出现骨龄发育提前，影响正常生长。此外，激素还会导致孩子胃口大增，引发肥胖问题。而大量研究表明，肥胖是一枚健康的"不定时炸弹"，可导致心脑血管等多种疾病。有些营养素可以随着尿液等排出体外，有些则会在体内储存，如果不对症、不把握好用量，会影响儿童的正常发育。

（2）女性：妇科肿瘤风险增加。30～50岁的女性，本身处于囊肿高发期，同时，对美的追求又让她们对抗衰老、减肥方面有强烈的需求，因此，她们最易滥补减肥、美容、排毒等几类保健品，而这些保健品中恰恰含激素类成分最多。如果本身已有子宫肌瘤、乳腺增生等问题，应慎重服用保健品。因为有些妇科肿瘤，如宫颈癌、卵巢癌等与雌激素水平密切相关，盲目服用会提高患病风险。

（3）男性：易延误病情。性保健品是男性最易滥用的。一些 ED 患者，出现勃起功能障碍时不去医院治疗，轻信"一吃就见效"的性保健品广告，却连它们的真实成分都不清楚，最终延误到晚期，增加了治愈难度。

（4）老人：最易被"忽悠"。中老年人是保健品最大的消费群体，也最易被广告"忽悠"，滥补现象最严重。老年人脾胃虚弱，本身已患慢性病者，服用禁忌就更多了，可只有极少人吃补品前会征求专家意见。滥补一通后，不但没效果，还导致了上火、腹泻、胃口更差等多种问题。

二、按年龄选择保健品

如何才能吃对保健品，专家们指出，按年龄补充是最大的"诀窍"。

（1）儿童：7岁以前如没有明显症状，并不需要补充任何保健品。如出现发育异常，需先去医院就诊，排除疾病后再听取专家意见，有针对性地补充。

（2）女性：一切正常的话，30岁前不需要补充，30岁后应补钙。45岁以后如无子宫肌瘤，乳腺也没有增生，可适量补充点大豆异黄酮及豆制品。

（3）男性：到目前为止，并无科学证据表明哪种产品能够快速解决性功能问题。而健康的生活方式和饮食习惯更显重要，男性45岁以前可多吃南瓜子、西红柿，过了45岁可补充点番茄红素，预防前列腺增大。

（4）老年人：对于钙、维生素等营养补充剂，老年人可按剂量补充。声称有提高免疫力功效的产品，也可以吃点，但一定不要把治愈希望寄托在它们上面。而且，一定要购买正规产品，对症服用，服用前最好咨询医师或药师。

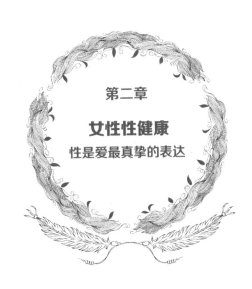

第二章

女性性健康

性是爱最真挚的表达

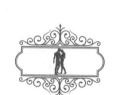

"小妹妹"的独白

女性生殖器，包括内生殖器和外生殖器。女性外生殖器指生殖器官的外露部分，又称外阴，包括阴阜、大阴唇、小阴唇、阴蒂、前庭、前庭大腺、前庭球、尿道口、阴道口和处女膜。

（1）阴阜：为耻骨联合前方的皮肤隆起，性成熟期后生有阴毛，用以保护女性内生殖器。

（2）大阴唇：为纵行隆起的、富含色素、生有阴毛的皮肤皱襞。

（3）小阴唇：是位于大阴唇内侧的一对较薄的皮肤皱襞，表面光滑无阴毛。前端包绕阴蒂形成阴蒂包皮和阴蒂系带，后端互相连合形成阴唇系带。小阴唇黏膜下有丰富的神经分布，故感觉敏锐。

（4）前庭大腺：是位于阴道口后外侧的腺体，形如豌豆，导管向内侧开口于阴道口与小阴唇之间的沟内，分泌物有润滑阴道口的作用。

（5）阴蒂：位于小阴唇前端汇合处，富含神经末梢，感觉特别敏锐，是女性最敏感的性器官，能像阴茎一样充血勃起，对触摸尤其敏感，可以唤起较其他部位更为直接、迅速、强烈的性兴奋、性快感和性高潮，与 G 点相比较，在性爱过程中，阴蒂起着至关重要的作用。

（6）阴道：是连接子宫和外生殖器的肌性管道，是女性的性交器官，也是排出月经和娩出胎儿的管道。阴道下端以阴道口开口于阴道前庭。阴道的上端较宽，包绕子宫颈阴道部，二者之间形成环形凹陷，即阴道穹。阴道穹可分为前部、后部和两侧部，以后部最深，与直肠子宫陷凹紧密相邻。

硬科普

　　女性阴毛是在肾上腺素和卵巢分泌的少量雄激素的刺激下，长在阴阜、大阴唇、阴道后联合和肛周的毛发，浓密、卷曲、柔软，形态和颜色跟腋毛差不多。黑格尔说"存在即有意义"，阴毛的存在也具有它的意义：

　　1. 屏障作用：头发可以阻挡阳光的暴晒，浓密的阴毛可以抵御外来细菌和病毒的侵害，同时还能吸收和散发阴部的汗液和分泌物。

　　2. 缓冲作用：在"啪啪啪"的过程中，摩擦和碰撞不可避免，柔软、卷曲的阴毛可起到缓冲外力的作用。

　　女性如果想剔除阴毛，先要有心理准备，因为剔除阴毛与男性刮胡子一样，每隔几天就要剔除一次，不然会长出硬茬，同房时可能会影响对方的触觉。

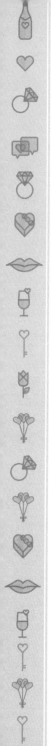

每一条阴道都是一个江湖

阴道确切的名称为生殖道，因为它既是性交时紧握阴茎的地方，也是接纳精液的场所；既是性生活、性兴奋主要体验之所在，又是胎儿娩出的通道。在正常状态下，长 8 ~ 10 厘米，宽度则为闭合状潜在腔隙，性兴奋时则发生非常大的变化，可以提供可变的、大的空间。这是因为阴道壁由三层组织构成，表层为黏膜；中层为肌肉；外层为弹力纤维组织。阴道内有大量的皱襞，富有极好的延伸性和弹性。其上端比下端宽，下端开口于阴道，上端含纳宫颈， 平时像个瘪气球，四壁紧靠在一起，性兴奋时可以出现阴道壁内 2/3 扩张，俗称"内勃起"，外 1/3 紧握，又叫"高潮平台"，其弹力和扩张力使阴茎和阴道的结合达到至美的相容程度，有利于性感的享受和精液的射入、暂存及精子游入宫腔。阴道壁在性兴奋时可能因周围静脉丛的扩张而出现渗出液以润滑阴道，有利于阴茎的插入和抽动。性高潮时的阴道周围括约肌和子宫肌肉的收缩可以客观地记录，但伴随的各种体验却无从反映，可以认为性高潮、性感体验是一个身体生理和心理的综合感受或功能表现。

"武林至尊,宝刀屠龙,号令天下,莫敢不从,倚天一出,谁与争锋！"这是金庸笔下武林江湖的掠影，而每一位女性阴道中也有一个"江湖"，并且与金庸笔下的武林江湖有得一拼呢！

女性阴道内的"江湖"还真的是很复杂，正常女性的阴道内存在着超过50多种微生物，这些微生物就是"江湖"内的"各路英豪"了。这些微生物的名头都是响当当的，包括乳酸杆菌、双歧杆菌、大肠埃希菌等各类细菌，以及除了细菌以外的原虫、病毒、支原体和白假丝酵母菌等。这么多的细菌病毒，是不是要吓死"宝宝"了？

不过大家不要担心，既然是"江湖"，就一定有"武林盟主"，它就是大名鼎鼎的乳酸杆菌。乳酸杆菌是一种优势细菌，它兢兢业业地维护着阴道微生态的平衡。平日里，乳酸杆菌在雌激素的影响下，不仅通过不断生产乳酸来调节阴道的 pH，还能分泌过氧化氢等多种抗菌物质。双管齐下，给其他"各路门派"定下江湖规矩，一旦有不安分的门派企图挑衅"武林盟主"的权威，下场就是——死！有了"武林盟主"乳酸杆菌的强势，才有了阴道微生态的平衡，才有了女性生殖器官的健康。

然而，即便是处在庙堂之上的"武林盟主"和"各路门派"，也做不到完全的自由自在，它们得受着"皇权"的制约。这个影响乳酸杆菌"武林盟主"地位的"皇权"就是女性自身的健康状况，尤其是雌激素水平的高低。如果雌激素水平低，乳酸杆菌就少。反之，雌激素水平高，乳酸杆菌就占有优势。所以，一般而言，生育期的女性因为雌激素水平高，乳酸杆菌的"武林盟主"地位也相对稳固，而对于青少年及绝经后的女性，由于雌激素水平低下，"皇权"式微，也就让依附于"皇权"的乳酸杆菌地位不稳，阴道内"各路门派"的其他微生物趁乱群雄并起，也就更容易发生阴道炎症。

"皇权"势力稳固，"盟主"地位牢靠，"江湖"就一定风平浪静了吗？

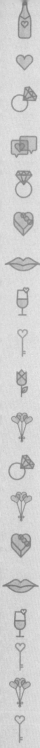

未必。现实中生育期的女性往往性生活活跃，有的还有不少性伴侣，这就让"各路门派"的其他微生物有了可乘之机。还有些女性因为怕阴道不干净，经常自行用洗剂冲洗阴道，或者在经期使用卫生棉，这就好比是"外族势力"入侵阴道，打破了原本的"江湖"平衡。这些习惯都会给"武林盟主"致命的打击，造成"江湖"动荡，"各路门派"群雄纷争，"外族势力"也想逐鹿中原，于是，阴道炎症就发生了。

还有，平日常用的一些头孢类抗菌药也比较容易杀死乳酸杆菌，所谓枪打出头鸟莫过于此，如果长期吃，无异于"引狼入室"，引起阴道炎症。

另外，江湖上传闻"洗洗更健康"，这绝对是骗人的，没事不要去洗，尤其是用各种洗液冲洗，洗多了，"武林盟主"也会很憋屈地一起被洗掉，你说这样子江湖会安宁吗？

一席性感，三种高潮

大多数的女性对生活都有一定要求，对性也已经不陌生，对性的了解和要求也逐渐增高。比如，女性如何获得性高潮？女性性高潮有几种形式？哪些人有多重性高潮？性高潮说来简单，其实又很复杂，目前还没有完全统一的认识。很多女性能区分阴蒂高潮与阴道高潮，但是很多人不能很好地掌握获得性高潮的方法，更多的人对于如何获得高潮分别有她们的不同体验。弗洛伊德在1905年提出女性性高潮分为阴蒂型和阴道型，但目前对于一部分人提出的宫颈高潮，还有不同的争议。

阴蒂高潮是最常见的，几乎所有女性都可以通过此处获得高潮，因此也是自慰中达到高潮的主要形式，在性生活的过程中一般作为前戏。刺激的方法因人而异，但最关键的是需要动作从轻柔开始逐渐加重，否则粗暴的行为非常容易引起不适。这里的轻柔不单单是指动作由轻到重，还有刺激部位由面到点。阴蒂高潮前夕，快感累积过界，牵扯感变为酸软感，从身体内部涌向阴道，再一次累积堆高，再一次过界，快感收紧然后喷发，达到高潮，阴道强烈、规律地收缩，身体可能有抽搐、抖动等反应。

阴蒂高潮虽然是所有高潮中最确定的一个，但也不是说就很容易。

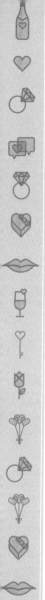

不同人阴蒂的敏感度不同，不同情况下，甚至不同的环境下兴奋程度不同，也会导致效果有微妙的区别。

阴道高潮简而言之就是指由性交刺激阴道所致的性高潮，年轻女性主要性兴奋的部位是阴蒂，随着心理的成熟，兴奋点由阴蒂转移至阴道，因此，阴道高潮比阴蒂高潮更成熟。阴道高潮常常是通过刺激 G 点而达到的。相比于阴蒂高潮，G 点的高潮却不那么简单了，因对 G 点的存在与否一直存有争议。有调查发现，认为自身存在 G 点的女性（82.3%）中 65.9% 在距阴道口 2 ~ 3 厘米处球样的组织膨隆经刺激后局部外观胀大，可以体验到较强的性唤起和高潮。而有学者研究发现，将前列腺素 E_1 涂抹阴蒂和阴道前壁外 1/3 部位，可以有效地提高女性的性唤起水平，优于单独阴蒂使用。而且组织学研究发现，G 点是一个复合体，位于阴道前壁远端，在尿道的侧缘，是由血管网、自主副交感神经系统构成。刺激女性阴道的 G 点时，伸缩有力的括约肌持续性地被刺激后，女性才能获得那种来自体内深处的快感，持续时间长达 10 秒以上。所以阴道的性高潮是比较慢的，需要获得较长时间、强有力的性刺激以后才会产生，对女性来说是那么震撼和强有力的感觉，如果说阴蒂高潮是速食，那么阴道高潮就是大餐。可见阴道性高潮是多少女人梦寐以求的呀！

宫颈高潮其实一直有争议。这种高潮存不存在，应该通过怎么刺激得到，表现形式是怎样，都是众说纷纭。大体上，一般所谓的宫颈高潮是因为高潮表现有子宫收缩，那么刺激的点就应该在子宫周围。所以，很多宫颈高潮是通过刺激后穹而达到的高潮。后穹是位于宫口和阴道后壁（靠背一侧）形成的腔室，形状上可能类似一个小小的囊袋，很多学者认为那种"顶进子宫"的感觉一般都是顶进后穹造成的错觉。后穹因为比宫口还要深，所以很多女性不易获得真实的体验。

硬科普

　　有研究显示，60% 的女性在各种类型的性行为中曾有过至少一次伪装高潮的经历；36% 的男性表示曾伪装高潮。至于原因，虽然每个人的理由各有不同，但不外乎是想让对方感觉这次性生活是完整且完美的，或者想尽快结束这次性生活。如果大家将高潮变成一种协议，程序化的性生活还有什么意思呢？希望大家放下心理包袱，增加沟通，如果性交不能达到高潮，彼此又相爱，那么可以采用其他方式来丰富性生活，比如，爱抚、使用性器具等。

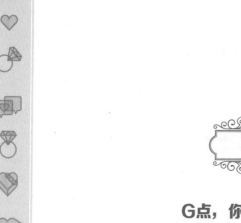

G 点，你找到了吗？

G 点是由 Ernest Grafenberg 医生提出的，由丰富的血管、神经末梢、腺体等组成。它的感觉通过盆神经支配，引发的 G 点高潮可以使人感受更美好的性爱体验。它对提高女性的性快感和促进性高潮的出现有一定的意义。性生活中可试着采用女上位，以便于对 G 点有效刺激。对于女下位快感不满意的女性可尝试采用该体位，自己控制速度、节奏、角度、深度、方向等以达到性满足。也可以采用后位式，由性伴侣用清洗后的手指插入阴道内寻找，当 G 点受到刺激后指尖可感觉到该区域变大、变软及女性更加兴奋，此时性伴侣跪式或站在床边，将阴茎插入刺激该区域。有些女性可有"射液"，可使阴道更加润滑，以提高性快感。而能够达到性高潮的女性耻骨尾骨肌肌力普遍较难以达到性高潮的女性强。

G 点每个女性都有吗？1% ~ 3% 的女性存在此组织，对于 G 点是否存在，国际上尚未达成共识。笔者认为，不要把注意力放在一味强求地寻找到 G 点上，甚至心生苦闷，而应该关注双方共同努力追求更美好"性"福的过程。最高超的"技巧"不是"性"本身，而是"心"，是全力以赴把爱、眷恋、崇拜及关怀的"情"倾注于性生活之中。

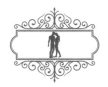

最麻烦的亲戚——大姨妈

相传汉朝时，一位女孩的父母双亡，居住在姨妈家。她和一位书生相爱，书生每每欲亲昵皆因姨妈来而作罢。书生和女孩结婚当日，入洞房欲亲热，恰好当日女孩月经，不能房事却也着涩不好直言，灵机一动说："姨妈要来。"书生顿悟，不再要求房事。从此以后女子就把月经叫成"大姨妈"。

月经周期，又称作经期、生理期，是灵长类和人类在生理上的循环周期。月经是一个妇女在整个生殖生命中，周期性的子宫内膜脱落出血，经阴道排出，于是出现阴道出血，即通常所说的月经来潮。月经第 1 次来潮称为月经初潮。初潮的年龄大多在 13 ~ 15 岁，其迟早受各种内外因素的影响，如气候、个人体质、营养状况等。

月经来潮的持续时间一般为 3 ~ 7 天，出血量在 100 毫升之内，以第 2~ 第 3 天的月经量为最多。月经血一般呈暗红色，不凝固，除血液外，还含有子宫内膜碎片、宫颈黏液及阴道上皮细胞。一般女性在月经期无症状；有的人月经量比较多，颜色鲜红或紫红，一般容易脸红，而且烦躁易怒，易发脾气，经常感觉口渴，舌头颜色偏红；有的人月经量较少，甚至逐月减少，颜色鲜红，感觉比较黏稠，且一般伴有面部潮红，手足心发热，盗汗，心烦失眠，容易口干；有的人月经量偏多但颜色偏淡，感觉不明液体偏多，颜色较清且稀， 一般还伴随心悸气短，精力不佳易疲倦，面色苍白，食欲不振；还有的人会有下腹或腰骶部下坠感、乳房胀痛、便秘或腹泻、头痛等不适，严重的可能会影响日常的工作、学习及生活。月经期出现上述症状需要及时去医院就诊。

第一次"啪啪啪"的爱恨情仇

如今，每个将婚女孩都十分关心"如何过好初夜"这一问题。新婚之夜第一次性生活非常重要，如果不和谐，就有可能会影响日后夫妻之间的性生活，进而影响夫妻之间的感情。那么，该怎样过好第一次性生活？我们需要注意哪些方面？接下来将会有较为详细的介绍。

人生中难免有很多的第一次，所以总会有一些紧张、焦虑、担心，这是人类正常的生理反应。性生活在未婚男女看来是件非常神秘的事情，所以男性在第一次性生活时容易兴奋过度，往往会出现阴茎射精过快、勃而不坚等情况，大家要正确面对，这些情况都是正常的，没有必要太过担心。如果总是担心自己在下次时勃起不好或怕射精过快，将有可能会影响到你在下次性生活时的状态。

尽管西方的性解放观念意味着性生活与婚姻和生儿育女没有关系，但是第一次性生活对任何人来说都是十分重要的。性生活作为伴侣亲密生活的方式之一，尤其为女性朋友所看重，初次性生活的和谐将可能影响着伴侣以后的性生活状况。第一次性生活的意义对于大多数人来说，是人生中至关重要的一步。虽然性生活与性激素有一定的相关性，即人们在性激素的驱使下发生性行为，但大多数人之所以有性行为是因为在

 女性性健康——性是爱最真挚的表达 123

感情驱动下进行的。

　　过去很多女孩子被灌输了太多关于性爱及"第一次"的恐怖思想，在很大程度上降低了夫妻第一次"啪啪啪"的幸福感，因此，正确看待第一次性生活十分重要。男性需注意的是，弄破处女膜会产生一定的疼痛，如果男性太鲁莽会给女性生理和心理造成了一定创伤。如果男性非要在第一次时体验性生活的快乐，对于女性来讲实在是有失公平。

　　在第一次性生活的过程中，男人的爱心面临着一定的考验，是更关心自己的高潮呢，还是愿意为女性的生理与心理不至于太痛苦而做一些小小的让步呢？希望男性要破除霸权的迷信，以一种感动的心态对待你面前心爱的女人，不以一种享乐和役使的姿态对待腼腆的女方，只有"让步"才能真正实现第一次性生活的和谐美满。

　　为了性生活能有个良好的开端，我们每个人必须具备性生活保健的基本生理卫生常识，必须尊重、体贴你心爱的人。出现了问题及时交流，如果自己解决不了的及时找医生或者专业人员咨询，不要留下隐患。在做任何事情的时候我们都要心态平静，我们应该要记住我们是由爱生性的，我们要多多关爱自己的伴侣，只有这样我们的性生活才会更加和谐美满。

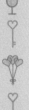

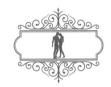

初夜不见"红"，就是坏女孩吗？

有些男性会有处女情结，特别关注第一次性生活后女性是否见红，如果初"啪"不见红，是否就意味着女性不是处女？

其实，根据第一次性生活后阴道是否出血来判定处女，本身就有许多欠缺，因为我们知道第一次性生活时男性阴茎进入阴道后，会使女性处女膜破裂，引起阴道出血，但是初夜不见红的处女却不在少数，这是为什么呢？原因可能有几个：第一个可能的原因是女性处女膜的个体差异性较大，有的女性开口比较大，类似于环形处女膜，中间有开放空间，但也有完全封闭的闭合性处女膜，也就是民间传说中的石女，而男性的阴茎大小也有个体差异性，例如，一个阴茎短小的男人遇见环状处女膜的处女，由于无法触及处女膜，所以性生活后不见红也是存在的。第二个可能的原因是大多数人的第一次性生活都可以称为激情性交，紧张刺激、一时兴起、偷偷摸摸那种，激情性交所造成的结果就是男性阴茎还没有充分勃起到最佳的硬度，还未充分勃起的阴茎插进原本就偏大的环状处女膜，不见红也是十分正常。第三个可能的原因还是女性的个体差异，例如，有的女性很敏感，很容易就起生理反应，轻微接触，下面就小河流淌；有的女性，你怎么刺激，她总是干干的不见一点反应，充分湿润的处女膜弹性是很强的，要想撕开，估计得借助器械了，干干的处女膜恰恰相反，给点摩擦就会见血。所以当一个男人怀疑自己的性伴侣初夜没有见红，就是坏女孩的话，首先得考虑自己的原因，阴茎是不是不够大，是不是因为太激动阴茎还没有充分勃起。排除自身的原因后，再考虑女方的原因，是不是处女膜比较厚、下面比较湿。

处女膜的破损是会造成少量出血，但是出血量一般来说很小，相当于几滴鲜血的量，绝不会像月经量那么多。而且，这种出血是毛细血管破裂出血，不是大血管破裂，出血的速度也较慢。另外再加上处女膜其实是"带状"的一个圈儿，并不是很硬很韧的环，它会随着性生活过程中阴茎的抽插运动而摆动的，如果阴茎运动的力量大、速度快、动作幅度大的时候，这些皱褶会破损而出血；如果阴茎运动的力量小、速度慢、动作幅度小的时候，这些皱褶很可能不会受损，因此不会出血。而且第一次性交的时候，女性往往很羞涩，并且对从没经历过的这种性感觉会担心、焦虑，再加上传统性教育中对"破处"的可怕描述，都会表现得既兴奋又害怕，会要求男性温柔体贴一些。男性也会担心女性疼痛，而尽量用力小一些，速度也不能很快，见红的可能性也会降低。另外性生活后阴道里还有大量的黏液分泌并混有精液，所以很可能即使有少量出血也不明显，以至于不会被人们发现。

有一些女性在初夜不会"见红"，在第二次、第三次的性生活中，女性已经不像第一次那样害怕了，男性也放得开一些了，两个人享受性感觉更充分了，阴茎勃起和阴道湿润度也更合适，阴茎在阴道中抽插运动就会猛烈得多，这时候处女膜往往会破损出血，这就解释了一些女性在第一次不"见红"，而在第二次或第三次性交时反而会"见红"的现象。

孕期能"爱爱"吗？

一旦怀孕了，有些准妈妈就会觉得孕期"爱爱"未必是个好主意。面对宝宝的来临，在"性"福与宝宝的健康之间，大多数父母会选择为未来的宝宝着想。但其实孕期不是说完全不能同房，只要选择好时段，并且充分注意，不仅没有危险，还可以使育孕之旅变得更加和谐和愉悦。

性生活可以增进夫妻之间的感情，在怀孕之后，准爸爸妈妈们没有了避孕的后顾之忧，更没有了必须要怀上的压力，就可以更加放松地享受性爱。在妊娠期间，由于准妈妈体内激素水平的变化，流向骨盆区域的血量会增多，可以增加某些准妈妈的性反应，从而使她们比以往更敏感，更容易体验到高潮。

但孕期同房要选择好时间，孕早期和孕晚期最好不要同房，孕中期可以适当同房。孕早期同房会刺激子宫收缩，子宫收缩厉害的话可能会导致宝宝流产。孕早期也是宝宝各个器官发育的关键时期，孕妇生殖道受到感染可能会引起宝宝发育的异常。到孕中期时宝宝的关键器官发育得差不多了，可以适当同房，但同房的时候也要注意，夫妻双方都要把自己的私密处清洗干净，特别是准爸爸，防止细菌带入准妈妈的体内，动作也要温柔，注意别压着准妈妈的腹部。孕晚期应尽量避免同房，因

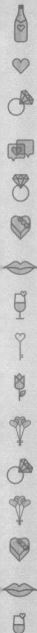

为同房容易让准妈妈早产，早产儿往往没有足月儿发育得完全，为了宝宝的健康，准爸爸妈妈们应该再忍一忍。

此外，孕期同房在下列情况时应当避免：

——发生阴道流血；

——发生胎膜破裂羊水流出等分娩征兆；

——同房中感到疼痛或不舒适；

——配偶有性病或者其他传染性疾病；

——既往有流产史（应格外注意）。

辣妈重拾"性"福，女人的第二次生命

当甜蜜的二人世界升级为三人"世界大战"后，小宝宝这位"小三儿"似乎成为了家庭的中心。产后的三人"世界大战"难道永远是奶瓶、奶嘴、尿布三大件和喂奶、喂水、溜娃、熬夜四天职？NO！食色，性也，"性"一直是保持幸福婚姻的前提，生娃前是如此，生娃后同样不能忽略！

一、阴道松弛，现实很残酷

妻子在怀孕期间，夫妻生活的次数与频率会大大减少，原因主要是害怕伤害胎儿，妊娠期的性生活是个重要问题，产后的性生活则更是重要的问题。对于多数夫妻来讲，产后才是"艰难时期"的开始。

经过生产的女性，身体会经历一次蜕变：产后阴道松弛、干涩、老化是产后女性经常发生的现象，尤其是在多次分娩以后，这种现象更加明显，由于受传统思想的束缚，很多女性并没有对此重视，导致夫妻性生活不和谐，影响夫妻感情。因此，产后阴道紧致至关重要。随着年龄的增大、过频性生活、妊娠、自然分娩或剖宫产、人流、药流都是导致阴道松弛的原因，松弛的阴道让病菌残留，容易引发难以治愈的盆底疾病。

二、把握性生活的最佳时机

不要提早进行性生活。产后 42 天，妈妈们需要到医院进行一次全面的检查，如果检查结果是良好，生殖器官复原得也很好，夫妻双方达成共识后，就可以恢复产后性生活了。性生活初次恢复要小心防止细菌感染，夫妻双方都应该在沐浴后进行性生活。为了防止感染，建议使用避孕套。每次过性生活的时间不宜太长，以免影响妻子休息和消耗过多精力。要多施爱抚、亲吻等前戏、后戏行为。实质性性生活时，丈夫不可动作太猛，因为直到产后 3 个月前后，阴道壁仍然非常娇嫩易损。

专家提醒：分娩后，大笑、跑步出现"漏尿"的情况，最好到医院做一次盆底功能检查，发现问题尽早治疗，适当及时地进行盆底康复训练，因为越早治疗、训练，效果就越好。产后的"内外"兼修不是梦想，宝宝、"性"福，你都可以拥有！

三、产后的"蚯蚓纹"

Lucky 是盆底及性功能疾病专科医师，生产男婴一"枚"，重 6 斤，新生儿评分为 10 分（无窒息）。产后 12 天，Lucky 皮肤紧致白皙，没有一条"蚯蚓纹"的私房照震撼了很多亲朋好友，她就像是从百货大楼"买"了个孩子回来，"遭"来四面八方的羡慕嫉妒恨。更有产后会所花重金邀请 Lucky 举办讲座，还有朋友提议搞个"辣妈"成长计划项目。Lucky 这样的"辣妈"绝不是特例，很多人的"蚯蚓纹"也是可以预防的。

"蚯蚓纹"的形成主要是妊娠期女性子宫急剧增大、腹部快速隆起，使皮肤真皮层中的弹力纤维与胶原纤维因外力牵拉而受到不同程度的损伤或断裂，皮肤变薄，腹壁皮肤会出现一些宽窄不同、长短不一的粉红色或紫红色的波浪状花纹。分娩后，这些花纹会逐渐消失，留下白色或银白色的、有光泽的瘢痕线纹，即妊娠纹。

要想没有"蚯蚓纹"，从备孕开始就要打造肌肤的弹性和韧性。锻炼身体、腹部按摩、橄榄油按摩，目的都是增强皮肤弹性，不要吝啬你的橄榄油和被弄得油叽叽的贴身衣物。饮食上注意增加富含蛋白质、维生素的食物，补充胶原蛋白，增加皮肤弹性。

要有控制体重的意识，如果条件允许，可以请营养师个性化指导饮食。如果胃口很好，请不要贪嘴，不能放纵吃喝，体重过快增长无论对你还是对宝宝都是伤害。当然，控制体重的前提是均衡营养摄入，也不能陷入另一个营养不良的极端。请"管住嘴，迈开腿"！

总的来说，做到以下几点，"蚯蚓纹"发生在你身上的概率就会降低：

（1）怀孕期间注意多吃富含胶原蛋白和弹性蛋白的食物，如动物蹄筋和猪皮等。远离甜食与油炸食品。

（2）控制体重的增长，每个月的体重增加不宜超过 2 千克，整个怀孕过程中体重增长应控制在 11 ～ 14 千克。

（3）从怀孕 3 个月开始到生完宝宝后的 3 个月内坚持按摩。每天洗澡后， 使用纯天然的橄榄油或市售的预防妊娠纹霜，对易产生妊娠纹的地方进行适度的按摩，不但可以保持肌肤滋润，而且可以有效增强结缔组织的弹性和柔韧性，改善皮肤扩张能力。

（4）孕期可在医生建议下适度游泳，同样可以减少皮肤压力，预防妊娠纹的产生。

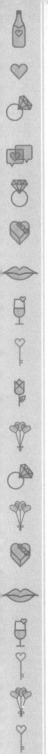

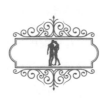

"社交癌"离你有多远?

压力性尿失禁,因频繁漏尿严重影响生活质量,又被称为"社交癌",是不少女性的难言之隐。有人很少听到周边人提起该疾病,因此,认为压力性尿失禁离我们还很远。其实不然,它的发病率很高。有统计显示,我国成年女性尿失禁的患病率约为 30.9%,也就是说,接近每 3 个中国成年女性里,就有 1 个患有尿失禁。因此,压力性尿失禁离我们并不遥远。

压力性尿失禁是指腹压增加时尿液不自主地从尿道流出,主要表现为打喷嚏、咳嗽、大笑、行走时出现尿液不自主地自尿道外口渗漏。它发生的主要原因是女性盆底结构出现损伤或功能障碍。女性盆底由封闭骨盆出口的多层肌肉和筋膜组成,盆底肌群犹如一张"吊床",紧紧吊住尿道、膀胱、阴道、子宫、直肠等脏器,并参与控制排尿、排便,维持阴道的紧缩度等多项生理活动。当这些盆底支持结构出现损伤或功能障碍时,就有可能引发压力性尿失禁。

根据上述典型的压力性尿失禁症状,即腹压增加时尿液溢出,停止加压动作时尿流随即终止即可明确诊断。专业的诊断还应包括必要的体格检查、实验室检查和器械检查、压力诱发试验、尿垫试验和尿失禁问卷等。还应注意与急迫性尿失禁和充溢性尿失禁等常见尿失禁相鉴别。

根据临床症状，可将压力性尿失禁分为三度：

轻度：一般活动及夜间无尿失禁，腹压增加时偶发尿失禁，不需使用纸尿裤。

中度：腹压增加及起立活动时，有频繁的尿失禁，需要使用纸尿裤生活。

重度：起立活动或卧位的体位变化时即有尿失禁，严重地影响患者的生活及社交活动。

虽然压力性尿失禁的发病率很高，但就诊率却很低，很多女性都是在默默忍受着它对自己生活的影响，而且还会主动选择远离社交。但其实压力性尿失禁是可以治愈的。压力性尿失禁的治疗有盆底肌训练、药物治疗、手术治疗等。盆底肌训练即持续收缩盆底肌（提肛运动）2 ~ 6秒，松弛休息 2 ~ 6 秒，如此反复 10 ~ 15 次，每天训练 3 ~ 8 次，持续 8 周以上或更长，此法方便易行，适用于各种类型的压力性尿失禁。

药物治疗主要有选择性 α_1- 肾上腺素受体激动剂，但有高血压、心悸、头痛、肢端发冷等不良反应。

手术治疗的主要适应证包括：

① 非手术治疗效果不佳或不能坚持、不能耐受、预期效果不佳的患者。

② 中重度压力性尿失禁、严重影响生活质量的患者。

③ 生活质量要求较高的患者。

④ 伴有盆腔脏器脱垂等盆底功能病变需行盆底重建者，应同时行抗压力性尿失禁手术。

目前经阴道尿道中段吊带术已逐渐取代了传统的开放手术，该术式具有损伤小、疗效好等特点。

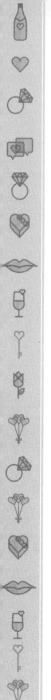

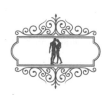

"爱情肌"的重要性

无论是顺产还是剖腹产，妊娠和分娩过程中都会对女性的盆底功能造成不同程度的损伤，引起盆底肌肉功能障碍。而盆底肌，我们给她起了个很洋气的名字——"爱情肌"，她与我们的性生活和谐与否有着密切的关系。长达 10 个月的怀孕期伴随着逐渐增大的子宫，其重力对骨盆腔壁直接或间接地压迫，有可能对神经及肌肉产生伤害。怀孕 8 周后增大的子宫会干扰提肛肌的肌电及功能，重量增加的子宫会压迫提肛肌导致其肌电活动力减少。生产过程中胎儿经过产道时，盆底的肌肉群很容易被拉伤或使支配它们的神经血管受损。

我国接近半数的女性在产后会发生不同程度、不同形式的盆腔问题，如产后阴道松弛、尿失禁、子宫脱垂等。如果"爱情肌"损伤不及时恢复，在进入更年期时，随着整个身体生理功能的下降，尿失禁、子宫脱垂等会更加严重。由于对该病缺乏基本的认识，甚至错误地认为生完孩子后出现这些问题是正常的，大多数女性对产后盆底肌肉收缩功能差等情况未予理会。

在尿失禁诊疗及预防门诊上，不少女性因产后性生活不和谐向医生咨询，其中"爱情肌"的损伤是很重要的一个原因。女性在产后，阴道腔逐渐缩小，阴道壁肌张力逐渐恢复。如果盆底肌肉不经常锻炼而处于松弛或异常紧张状态，将会引起阴道敏感性下降，性快感减弱，甚至尿失禁。有资料显示，约有 50% 的女性产后 8 周在性生活中发生问题，而有的人在产后一年内性生活问题仍然存在。产后有规律地对"爱情肌"进行锻炼，不仅可以恢复阴道的紧致度，使产后松弛的阴道得到恢复，而且还可以通过刺激增加生殖区域的血流量改善性功能。欧美等国及亚洲的日本、韩国，早在二三十年前就已重视女性盆底功能障碍问题，并已普及了盆底肌肉的生物反馈电刺激训练和治疗，对产后 42 天的妇女进行常规盆底肌训练，从而大大减少了盆腔器官脱垂、尿失禁及性功能障碍等盆底功能障碍性疾病的发生，唤醒盆底的神经及肌肉，使阴道更好地恢复到产前状态，从而提高了夫妻双方的性生活质量，同时也有利于预防、治疗盆底障碍性疾病的发生。

在我国，盆底肌肉康复训练越来越受到人们的重视和认可。专家提示：女性分娩后 42 天最好做 1 次盆底功能检查，发现问题尽早治疗，没有问题也要及时进行盆底康复训练，因为越早治疗、训练，效果就越好。

那么怎样来锻炼盆底肌呢？目前有多种方法可进行尝试，方法学习起来简单易行，可轻松地保持盆底肌的正常状态，以下先介绍几种实用的方法。

（1）提肛动作：在站立或静坐时，进行紧缩肛门（提肛）的动作，应有规律地每天安排至少 2 次，应在不解大便的时候进行肛门收缩，此方法可利用任何时间、任何场合进行。方法简单实用，但必须持之以恒才有明显的效果，不可中途放弃，影响治疗效果。

（2）中断排尿法：在排尿过程中有意识地进行排尿中断，然后再重新开始排尿，这种锻炼起初常难做到，如果经过反复的训练，就能够随意终止排尿，长期坚持，治疗效果就比较明显了。

（3）下蹲动作：在有空的时候就做缓慢下蹲运动，一定要蹲到底之后再慢慢地站起来，动作愈慢治疗效果愈好。尽量不要扶着其他的物件，也不可依靠其他人的帮助，要完全靠自己的大腿、耻骨和尾骨肌肉的力量来完成缓慢下蹲动作。长期坚持下来，等到下蹲动作没有困难时，治疗效果也就十分明显了。

一般来说，短时间内自己很难判定锻炼盆底肌的效果。除非本身就有压力性尿失禁的排尿问题，可以自己见到明显效果，否则就要靠丈夫的感觉，以及自己在性生活中的感受不断增强来进行判断。如果条件允许，也可以在医院里进行盆底肌肉的评估，从而可以较为客观地比较训练前后盆底肌肉力量的变化。

传统的盆底肌训练因其枯燥、单调，难以让患者坚持治疗。所以，应用一种安全有效、低失访率且耐受性良好的新型胯部 - 盆底功能重建训练，已成为我们专业探索的新方向。赞式盆底优化训练疗法系本团队完全自主知识产权学术成果——赞式性情提升配合训练系列疗法的一部分，为新型胯部－盆底功能重建训练，它是将专业、科学的盆底肌训练融入到舞蹈及健身操中，可唤醒女性深、浅肌层收缩的本体感觉，可以有效增加阴道壁的压力和阴道的血流，在改善尿失禁、膀胱过度活动症等基础上提升性功能指数。目前，通过对性活动时所需要用到的骨骼肌进行针对性训练，已成熟应用于临床，并陆续收到良好的疗效反馈。现代科学研究也证实，临床医学与艺术融合的优化治疗在医学领域有广阔的应用研究空间。

 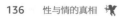

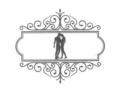

形态美不美，取决于骨盆正不正

爱美之心人皆有之，形态美是每个女性的追求目标，但是究竟什么因素决定了女性的外表形态呢？将美人比喻为花，如果脸是花朵，胸是叶子，脊柱为枝干，那么骨盆就是根，根好才会枝繁叶茂、花朵娇艳……所以女性的骨盆结构对于其形态美至关重要。

骨盆除了由相应的骨骼衔接而成，更重要的是由肌肉及韧带支撑着。在女性的骨盆内还有肠道、膀胱、子宫及卵巢等排泄器官及生殖器官，另外，骨盆内还有很多的大血管、结缔组织等。

骨盆周围的肌肉就像房梁一样支撑了骨盆的结构，从而影响骨盆内各个器官的位置变化。我们的身体很多地方是对称的，肌肉的生长也是平衡的，所以能够维持骨盆的前后、左右对称。而前侧的腹肌（腹直肌、腹外斜肌）及后侧的臀部肌肉（臀大肌、臀中肌等）的平衡，很容易影响女性骨盆前后的倾斜，左右侧的肌肉不平衡则会通过骨盆左右高低的不同来体现。

很多情况是骨盆本身没有发生改变，但骨盆周围的肌肉疲劳了，变得脆弱的话，"房梁不正了"，骨盆就会发生前后或者左右倾斜，从而变成所谓的"歪斜"的状态。比如，骨盆前倾最明显的症状是臀部后凸，腰臀比、身高体重指数（BMI）和体重都在正常范围，但小腹仍旧是前凸的。当我们身体扭转时，只要稍微改变姿势，骨盆的形状（外观）也会发生变化，其实骨盆的结构没有歪斜，而是因为肌肉的活动改变了骨盆的位置所致。比起男性，女性关节的柔韧性比较大，由于在荷尔蒙的影响下，骨盆长期处于一种不稳定的状态。对于女性来说，每次月经之前骨盆都会一点点地张开。从经期的那天起便会一点点地合上。就这样的一张一合每次骨盆都不能彻底地完全闭合，次数多了就会导致骨盆一点点地扩张开来。所以，女性骨盆比男性骨盆更易扩张、倾斜。

如果骨盆活动相关的肌肉都变得松弛的话，骨盆就会容易扩张开来或者发生歪斜，导致内脏器官会慢慢发生脱垂。脱垂的内脏器官相互压迫会引起消化不良、腹胀、便秘等，内脏压迫子宫还会引起月经痛、月经不规律等。

对于产后女性而言，无论是顺产还是剖腹产，骨盆都会变大，而宝宝出生后，骨盆达到最松弛的状态，骨盆的肌肉松软无力，如果不能很好地恢复，可能会造成肥胖、臀部增大、"O"形腿等体形变化，内脏及子宫发生下垂，影响夫妻生活质量等，甚至引起腰痛、耻骨痛、坐骨神经酸痛等症状。而对于顺产的产妇而言，更加痛苦的是由于胎儿胎头过大，阴道四周肌肉因撕裂而变得异常薄弱，而且因为会阴侧切的原因，进行阴道缝合手术后肌肉不能完全恢复，可能会导致整个阴道收缩力下降，如果松弛严重，会造成小便失禁、步行困难等，严重影响生活质量。

那么如何预防骨盆不正呢？产妇如何恢复运动，避免出现肌肉松弛呢？很简单，那就是加强盆底功能训练。

总而言之，女性的体姿受骨盆的左右，希望大家保持健康运动，永驻形体美。

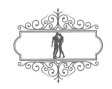

谁能成为你的"女用伟哥"？

传统观念认为，女性在性生活中处于被动的地位，男性决定性生活的发展进程，许多男性会通过服用"伟哥"来提高自己的性能力，女性往往被忽视。其实不然，女性也需要用"伟哥"。据调查数据显示，30% 的女性性生活时无法达到高潮。美国的研究发现，8%～14% 的 20～49 岁女性群体存在性欲减退状况。自 20 世纪 90 年代中期发明"伟哥"后，这种蓝色小药丸的年销售额已高达 20 亿美元，于是，"伟哥"的成功为全球药业的发展壮大指出了"新路子"，并持续激励着众多医药研究者寻找比"伟哥"更有效果的"灵丹妙药"，尤其是"女用伟哥"。据估计，每年男性性药市场需求的价值为 15 亿英镑，女性性药市场需求将更强，尤其是那些身心疲惫的职业妇女，催欲药物是很有疗效的性处方。

不论在中国，还是其他国家，人们似乎更关注男性的"性福"，女性性功能障碍的研究和治疗远远地落在了男性后面。一方面，女性性功能障碍的发病机制复杂，目前观点认为心理因素占较大成分，而在诊治方面又缺乏客观指标；另一方面，在一些性活动中，女性角色只是作为被动接受者，即便存在性功能障碍，但并不影响性行为的进行，而女性本身的痛苦只有自己清楚。

　　目前正在开发的"女用伟哥"药物分两类：一类是通过改善血流而改善性唤醒，对男性和女性的生理学作用机制相似；另一类药是增加性欲，其中的许多药物是基于性激素类的。美国食品和药品管理局（FDA）于2015年8月18日正式核准全球第一款"女用伟哥"上市，"女用伟哥"被称作Addyi，药品名称为氟班色林（flibanserin），由美国斯普劳特制药公司研制，氟班色林主要作用于脑部控制情绪和欲望的部位，原本用于治疗抑郁症，后来发现有助于改善女性性欲低下，氟班色林的作用机制和男用"伟哥"不同，其并非改善生殖器血液流动状况，而是作用于女性大脑来提高对性的体验和渴望。此外，还有一种鼻腔喷雾剂，是一种合成荷尔蒙，称之为PT-141，绰号是"激情"，虽说对男女都有效果，但人们更愿意称它为"女用伟哥"。这种药能迅速激起性欲，药效4小时后即可消失。从原理上看，PT-141跟现在已经普遍销售的男性"伟哥"的作用原理不同，它是一种刺激大脑黑素细胞感受器的激素，黑素细胞感受器在性激发时起着重要作用。"伟哥"是让血液流向性器官促使男性的勃起，但是PT-141不同，它是直接作用于女性的大脑。

　　比起美国的"女用伟哥"，中医里面也有这样一味"女用伟哥"。中药菟丝子就是这样的一味补阳药，菟丝子性温，味甘，归肝、肾、脾经，可以滋补肝肾，固精缩尿，安胎，明目，止泻，用于阳痿遗精、尿有余沥、遗尿、尿频、腰膝酸软、目昏耳鸣、肾虚胎漏、胎动不安、脾肾胎漏、脾肾虚泻；外治白癜风。菟丝子可以温阳补肾，对女性有很多好处，除了可以增加性欲还可以安胎、明目，是中药界的"女用伟哥"。在很多的古代房中术书籍中都可以看见菟丝子的应用。

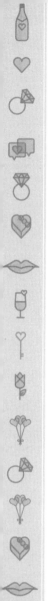

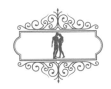

更年期后如何享受"性"福?

女性更年期是生命长河中不可逾越的一个生理期。尽管身体和心理会出现一些不适感,但只要我们正确面对,就能够克服这一障碍,并且能够完美地实现晚年性生活的和谐。

女性进入更年期,卵巢的功能已经衰退,卵巢分泌的一些激素也逐渐减少,女性的第二性征也开始逐步退化,生殖系统中的器官组织开始逐渐萎缩,自主神经系统功能出现紊乱,从而产生了一系列的临床症状。症状出现的年龄和轻重程度与健康状况、工作、生活等多种因素都有密切的联系。

常见的临床症状包括心血管方面的,如突然感到发热涌向面颈部,之后开始出汗、畏寒,甚至可扩散到脊背及全身,历时数秒至数分钟。发热的发作次数不定,轻者每天发作数次,重者有时可达数十次,夜间偶有发作,感到时热时冷,十分痛苦。有时可伴有胸前区不适感、胸闷、气促、眩晕,可有短暂的血压升高。有时候还可以出现精神症状,如情绪易激动、紧张、焦虑、忧郁、痛苦、好哭、失眠、多梦、易疲劳、乏力、记忆力显著减退、思想不集中,甚至出现胡思乱想。有时出现感觉过于敏感或迟钝、皮肤发麻、发木、痒感、头晕、头痛、关节肌肉痛。月经周期明显紊乱、经期显著延长、经血量增加，甚至伴有显著痛经，之后月经开始不规则，逐渐停止。

大多数女性在更年期会有性欲低下，甚至回避性行为等性生活方面的临床症状，对于更年期女性来讲，性生活仍然是夫妻生活中不可或缺的重要生活构成要素。如果更年期女性不能很好地处理夫妻之间的性生活，则有可能对夫妻关系、女性魅力和生活质量都有显著影响。更年期女性也应该保持一定规律的健康性生活，不仅有益于身体健康、精神愉快、家庭和睦，而且适度的性生活还可以预防泌尿生殖道萎缩。

那么更年期女性应该如何改善性生活呢？有以下几条建议可以参考：

（1）绝经前宜保持一定规律的性生活。研究表明，绝经前如果女性可以保持有一定规律的性生活，则绝经后女性仍可保持和谐的性生活。

（2）在医生指导下使用一些性激素。性交不适感的原因主要是更年期女性阴道的萎缩和干涩，因此，绝经后女性可以在医生指导下使用雌激素，预防泌尿生殖道的萎缩，从而可减轻或消除性交痛。

（3）更年期的性生活时间安排要因人而异，以性交后次日双方都不感到疲劳为原则。

（4）更年期女性阴道的酸碱度下降，感染的抵抗力减弱，故性生活前后要十分注意生殖器卫生情况，以免感染。

（5）女性在更年期还应保持乐观愉快的心境，此时女性不仅要学会接受自己身体衰老的改变，更重要的是重新树立自信，可以听听音乐、跑跑步、看看书、上上网、逛逛街，让自己更乐观地面对生活。

（6）随着年龄的增长，年轻时的激情会渐渐发展为更年期后的浓浓爱意，尽管此时对性爱依然向往，但却多了些亲密的举动：早上醒来的亲吻，执子之手与之耳语，将夫妻之间的爱化成生活中的点点滴滴，也能为爱注入新鲜的血液。夫妻之间坦诚相待，维护良好的夫妻关系，保持适度的锻炼，从而有利于形成积极、适度、和谐的性生活。

硬科普

据调查，中国 55 ～ 61 岁的老年人中，53% 的人每月有 1 次性生活，有 39% 的老年人可以达到每月 3 次。据国外的一项统计，大约 70% 的 68 岁男子和 25% 的 78 岁男子仍继续保持规律的性生活。50 岁、60 岁、70 岁中老年妇女保持夫妻间性生活的人分别为 88%、76%、65%。从生理层面来说，人的性欲整体趋势是下降的，但它是不会消失的，只会随着年龄的增长、身体的衰老而有所变化。但相比过去，老年人对性的关注度和接受度有所提高。

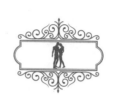

不想"做"是病吗？

日常生活中不时地会听到一些抱怨或调侃的词语，诸如"摸着老婆的手就像自己左手摸右手""审美疲劳、没有激情"等，这类问题大致可归为婚内性欲问题，即随着接触时间的延长夫妻双方或某一方出现了性欲低下。这也是造成当下很多婚外出轨的主要原因之一，可见性欲低下不仅可致夫妻性生活不和谐，更会影响夫妻之间的感情。然而受传统思想的影响及道德的束缚，中国的女性不像外国女性那么开放，可以公开地谈论性生活问题，他们在性生活上处于被动地位，容易背上性冷淡和性欲低下的黑锅。因此，认识和了解性欲低下就显得格外重要了。性欲低下是指持续性地或反复地对性生活的欲望不足或完全缺乏，通俗地讲就是对性生活无兴趣。女性的性欲低下让男性在房事中无法尽兴，不仅影响性生活质量，还可能会引发情感危机，同时对女性的自身健康也是一个极大的隐患。

为什么会性欲低下呢？大概有如下几个方面原因：

（1）精神性因素：主要是对性生活缺乏正确的认识，认为性生活是肮脏、不道德的行为；害怕性病和意外怀孕；曾经有过被性骚扰、强奸等性创伤经历；与配偶感情不和等因素，从而厌恶性生活。

（2）功能性因素：主要是女性月经周期紊乱造成性生活障碍，如功能性子宫出血妨碍性生活，由此造成女性激素紊乱，致使性欲减退并且可造成女性情绪不稳定、易怒、抑郁等。

（3）器质性因素：主要是指生殖器官局部的器质性病变，如畸形、肿瘤、炎症及创伤等，使女性产生自卑的情绪，不愿意过性生活，久而久之产生性欲低下。另外诸如性腺（卵巢）、甲状腺、肾上腺等内分泌系统疾病引起激素水平的异常，也会影响性生活的欲望。

（4）药物性因素：主要是指长期服用某些可能降低性欲的药物，如某些抗过敏类药物及降压药物（利血平）等。对于长期服药的女性出现性欲低下，应该关注药物的不良反应，必要时更换相关药物。

一、如何得知自己是否性欲低下呢？

如果你在生理或心理方面有如下表现，那么很不幸地告诉你，你可能出现性欲低下了。

① 生理方面出现对性爱抚无反应或反应不足。

② 性交时阴道无液体分泌或液体分泌很少以致性交时干涩、疼痛。

③ 缺乏性快感、性高潮等。

④ 心理方面出现对性爱产生厌恶、恐惧和抵触的情绪。

⑤ 为了满足对方被迫或强制自己完成义务式或程序式性生活，完全体会不到快感和快乐。

对于性欲低下的患者，建议咨询专业的医生或前往专业的医疗机构寻求帮助。

二、对于一个性欲低下的患者，应当如何治疗呢？

治疗的原则是寻找并消除性欲低下的原因，如为器质性疾病引起的性冷淡、性欲低下，应针对原发疾病选择相应的药物治疗或手术纠正。然而，绝大多数性欲低下者，属于精神性的。因为现代社会对女性要求越来越高，不但要下得厨房，还要上得厅堂，家庭、事业都要兼顾，这就造成了女性心理压力过大，这也是导致女性性欲低下的主要心理原因之一。因此，在对这一部分性欲低下者的治疗中，以性咨询和指导为主，即所谓的精神心理疗法。其目的是要消除压力、厌恶、恐惧等消极的心理因素，纠正错误的性爱认识，促进夫妻双方的情感交流。另外还可以辅助健康饮食、体育锻炼、按摩、充足休息来有效对抗和释放压力，帮助身体放松。也可以寻求中医调理，改善体质，调整不适，提高性欲。

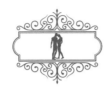

为什么不能湿润地"紧握"它呢？

在男科门诊，经常会听到许多男性在性生活后抱怨女性伴侣的阴道过于干涩，阴茎在阴道内运动时很不舒服。其实，女性的阴道既是生育后代的重要器官，也是夫妻双方享受二人"甜蜜"生活的秘密所在。通常，女性的阴道会分泌白带，也就是大家俗称的爱液，起到平衡阴道内有益菌群和有害菌群的作用。同时，在性生活过程中，女性的阴道也会分泌更多的白带，起到润滑作用，可以帮助性生活顺利进行。但是有些女性在性生活的过程中，往往会感到阴道干涩、疼痛，有些甚至还会出血，不仅会引起性交疼痛、影响性快感，久而久之还会导致性欲减退、性冷淡，最终影响夫妻感情。阴道干涩症是指已婚女性阴道分泌物显著减少，祖国医学认为它属于"阴道湿热"范畴。到底为什么在性生活时女性阴道会干涩呢？

（1）女性还不够兴奋：不少男女性生活都存在着前戏时间不足的情况，即使有时候女性有了性冲动，但达不到必要的程度，或者男性一上来就"直奔主题"，省略了前戏，这些都会导致女性兴奋度不够，体液分泌得少，从而出现阴道干涩。

（2）内分泌失调：许多过了35岁的女性，如果在一段时间内频繁

出现月经不调的问题，就可能意味着内分泌失调，这样也会导致阴道分泌物减少，如脑垂体促性腺激素分泌的不足或卵巢制造雌性激素功能的欠缺，从而导致卵巢功能低下。此外还有些女性生了小孩后便有阴道干涩现象，这可能一是因劳累而性趣减退；二是发生内分泌的变化，由于产后哺乳，体内催乳素含量升高抑制了雌性激素的分泌造成的。另外有些临近更年期的女性，其阴道干涩的原因则是由于年龄关系使卵巢功能衰减所致。

（3）避孕药的不良反应：一般来说女性服用短效避孕药是安全有效的方式，但也有个别女性长时间定期服用避孕药，药物中的孕酮很可能会带来阴道干涩的不良反应，如果存在这样的情况，或许需要考虑换一种避孕方式。

（4）饮食不均衡：除了阴道干涩之外，如果女性还伴有口角发炎、皮肤干燥、脱屑的状况，则表明饮食不均衡，尤其可能缺乏维生素 B_2。这一状况会导致阴道壁干燥、黏膜充血，甚至破溃。

（5）过度清洁：女性的私处的确需要保持清洁，但不少女性认为白带很脏，经常反复做阴道深度冲洗，用力过猛或许会有反效果。如果女性反复对阴道进行深度冲洗，会导致阴道无法存留应有的分泌物与有益细菌，结果出现阴道干涩。

（6）阴道炎：如果患有阴道炎，性生活时阴道黏膜会充血，导致分泌物减少。不过在患有阴道炎等妇科炎症的时候，本来就不应该有性生活。

女性应该如何给阴道"保湿"从而防止"旱情"出现呢？针对不同的原因，应采用以下不同的治疗方法。

 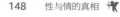

（1）心理治疗：对于性唤起不足的女性来说，性生活前一定要跟性伴侣充分交流，让他把前戏变得更温柔、更耐心一些，适当延长时间，给予女性伴侣充分的爱抚。

（2）药物治疗：阴道干涩属于中医"肾阴虚、气血亏虚"的范畴，适当使用一些益气养血、滋补肾阴的中药，如黄芪、红参、当归、枸杞、女贞子、何首乌、熟地等，会收到比较好的效果。益气类中药加虫草菌粉，效果也不错。

（3）如果是过度清洁引起的阴道干涩，平时用清水清洗外阴就足够了，但一定要避免经常做阴道冲洗。

（4）如果是心理压力带来的阴道干涩，调整心理压力，多从事户外活动，多参加集体社交活动，平时可以饮用玫瑰花茶，睡前饮用红酒或服用维生素 C 具有平衡心理压力的作用。

（5）如果是性兴奋不足导致的阴道干涩，应进行足够的前戏，放纵你的唇舌，为所欲为，可以从嘴唇、胸部、肚脐眼、然后更下面……充分调动起女人的性欲。

（6）如果是内分泌失调出现阴道干涩的情况，多吃些调理女性内分泌系统的食物、保健品，如黄豆、蜂王浆、葛根，促进卵巢功能。

（7）如果是饮食不均衡，多食含有维生素 B_2 的食物，如动物肝脏、五谷杂粮和带皮谷物，以增加皮肤黏膜弹性和水分含量。

（8）如果是避孕药引起的阴道干涩，尝试改变避孕方式。

（9）如果是阴道炎引起的阴道干涩，积极治疗阴道炎症，同时提高自身机体免疫功能，避免炎症反复发作，平时可多吃一些清热利湿、除湿止带、补益气血的食物，如薏苡仁、白果乌鸡汤、大蒜鲤鱼、洋葱

猪肾、山药鱼鳔瘦肉汤、冬瓜白果饮。

阴道的日常护理也很重要，可以从四个方面来解决阴道干涩等的问题：

（1）私密部位切忌不能用普通沐浴乳来清洁，女性的私密部位因为有位于阴道口的有益细菌，它会形成乳酸，使该部位维持在一定的酸度，可以预防细菌滋生（细菌喜欢偏碱性环境），若使用一般中性或偏碱性的沐浴乳或香皂，则很容易破坏私密部位的天然保护膜，所以必须使用女性护理液这些弱酸性的清洁用品。

（2）私密部位也可以适当使用保湿产品，私密部位的肌肤与嘴唇皮肤构造类似，只有一层薄薄的角质层覆盖在真皮上，水分很容易流失，加上现代女性因为压力大，作息规律不正常，私密部位抵抗力较弱，不易维持酸性环境，所以在可能的情况下除了每天适当使用女性护理液这些弱酸性的清洁液外，还可以涂抹一些日常护肤品中的保湿产品，这样可以尽量维持天然酸性保护膜，虽然不是治本的方法，但也不失为一种日常护理的保养手段。

（3）私密部位要用优质的面料来保持干净，女性在选择贴身内裤时要特别当心，应当以透气、天然棉质为优选，部分品质不佳的深色染料容易对下体造成过敏性影响。此外，部分女性喜欢穿紧身牛仔裤、丁字裤等，这些超级贴身的东西有时候也会让私处闷热潮湿，偶尔为之还行，长期这样就容易产生不良反应，在生理期时应能避免则避免。此外，还需要勤换内裤，保持清洁，出入游泳池等公共场所之后一定要更换。

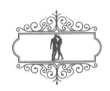

为什么会出现性交痛？

性交是夫妻灵魂和肉体结合的象征，是让人感到愉快和幸福的事情。和谐而正常的性生活不仅能让夫妻从中获得很大的快乐，释放压力和疲劳，还能让夫妻长寿。但是在现实的性爱生活中也出现一些让女性担心和害怕的情况，性交疼痛就是其中比较严重的情况之一。原本美好的"性"，一旦和私处疼痛挂上钩，便失去了原有的浪漫色彩。这种不可言喻的"痛"让不少女性对鱼水之欢、巫山之乐越来越畏惧。研究表明，大部分女性正常性交时或多或少都会出现轻度的性交疼痛，但在更换姿势待阴道润滑后会逐渐消失，并且随着夫妻性经验的丰富，一些不适症状也会减退。然而，一旦发生持续的不易缓解的性交痛，建议尽早就医以免耽误治疗时机。

一、到底怎样的感受算性交痛呢？

性交疼痛是指性交时未感到愉悦而是感到不适甚至疼痛。这种疼痛的部位可在外阴部、阴道内部或者下腹部。可以发生在性交时或性交之后，甚至持续到性交后数小时或数天，严重影响夫妻间正常的性生活和彼此的感情。

二、为什么会出现性交痛呢？

引起性交疼痛的原因有很多，可由泌尿生殖器官的疾病、先天性畸形等引起，如盆腔炎、腹腔脏器粘连时，阴茎插入阴道内摩擦的过程中，使腹膜振动而引起疼痛。新婚初次性交时撕裂处女膜和扩张阴道口，也可使最初的几日产生疼痛。另外男性在不懂得呵护女性的情况下（即还未完全唤起女性的性兴奋时）仓促性交，阴茎插入缺乏充分润滑的阴道时会产生疼痛。一般在无器质性病变的情况下，性交疼痛主要是阴道润滑不足造成的，而阴道润滑不足主要是由于性唤起不够引起的，如性交前准备工作不充分，即拥抱、接吻、爱抚等调情的前戏动作不够。

我们大概了解了性交痛的原因，其实只要生活中多加注意，戒急戒躁，动作温柔，还是很容易避免的。如果在排除了一些人为的因素下进行有规律性生活时依然感觉疼痛，就要考虑进一步就医了。

性交痛的常规治疗除了治疗器质性疾病外，更应重视心理治疗。

（1）要树立男女平等的心理。女性性交痛常常因心理不平衡造成的，由于社会习俗和传统观念的影响和压力，女性在性生活方面常常处于被动、消极的状态，男女在性欲要求方面也存在不平等。

（2）要克服恐惧心理，要理解性爱不但是彼此肉体生理方面的满足，更是灵魂感情的升华，能达到消除紧张，达到松弛的目的。

（3）创造好的性爱环境氛围是治疗性交疼痛必不可少的条件。

（4）合理地进行性爱抚，这一点不可忽视，许多女性的性交痛就是由于男性粗暴插入造成的，性爱抚可以使女性高度兴奋，在这种情况下，即使稍微疼痛往往也觉察不到。

当发生女性性交痛的时候，男性要在性爱中给予足够的安慰，不要只为了自己的快感就不顾及女性的感受，这样只会让女性更加恐惧害怕。

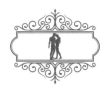

"太想要"也是病吗？

"太想要"是病吗？很多人都会有这个疑问。其实，"太想要"是指人对性的一种强烈愿望。青年人正常性生活每周 2 ～ 3 次，新婚夫妇或婚后久别重逢性生活频率稍有增加，性兴奋较频是完全正常的，我们称之为性欲旺盛。下面要向大家介绍的是另外一种"太想要"，指性欲望、性冲动过分强烈的一种病症，临床表现为出现频繁的性兴奋、性行为要求异常迫切、同房频率增加、每天要求有数次性活动、同房时间延长等，我们称之为——性欲亢进。

性欲亢进的原因主要是性中枢兴奋过程增强所致，但大多数属生理性改变，或对性知识认识不足。其次为内分泌不足，如垂体功能亢进的男性患者有 10% 性欲减退，但在病变早期反而有性欲亢进。此外，躁狂症、精神病、某些慢性疾病，以及精神因素，如反复看色情小说或电影，受性刺激过多，也可导致性欲亢进。

根据流行病学调查显示，性欲亢进的发生率很低，一般人群发生率约为 1%，男性稍高于女性，在合并有精神疾病的患者中发病率较高，单纯、原发性性欲亢进较少见。对于是否属于"性欲亢进"的诊断应当建立在周全、详细的病史询问和全面严格的身体检查基础上，性激素等其他检查，甚至包括头颅 CT 检查（排除脑部肿瘤），最好其性伴侣能陪同前往进行咨询。特别强调，性欲亢进要考虑排除很多特殊时期，如精力旺盛的青春期、接触性活动初期、长期禁欲后性欲陡增期等。

新婚后缺乏性生活经验，女方由于害羞、精神紧张，性交时在男方未完全达到性欲高潮以前，女方早已不能忍受，性交频度增加自认为是"性欲亢进"，这些并非是真正的性欲亢进。临床上以性欲亢进而就医者较少见，多数是通过性咨询或由配偶所述而发现。

在治疗上，首先要查明引起性欲亢进的原因，如未发现器质性病变，可适当地夫妻分开一段时间，以减少性刺激，同时进行心理治疗和性教育，多参加文娱体育活动，将精力应用于工作学习中去，使性神经有适当的休息机会。

另外，可采取药物治疗，如选用镇静类的药物，解除患者的性冲动。也可以用性激素疗法，如男性性欲亢进用雌性激素以拮抗其作用。对器质性病变引起的性欲亢进，可针对器质性病变治疗。

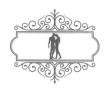

阴道痉挛，不能放纵地任性

曾有一对年轻的夫妇痛苦地讲述，在新婚之夜，丈夫极度亢奋，因为冲动而动作粗暴，而妻子却因为紧张导致性交时出现疼痛难忍，不能完成并拒绝性生活。经过询问和检查，发生在这对年轻夫妇身上的现象是由女方阴道痉挛所造成。那么什么是阴道痉挛呢？

阴道痉挛是指性交时环绕阴道口和阴道外 1/3 部位的肌肉非自主性痉挛，甚至产生疼痛。由于女性性交时阴道痉挛、疼痛，故影响了正常性生活。因为患者十分害怕，甚至拒绝过性生活，因而限制了全部性反应，但性唤起多无困难，阴道滑润作用正常，对非性交活动可能感到满意和愉快，性高潮反应正常，患者性欲正常，常因不能性交而苦恼。可发生于任何年龄有性活动的女性。

阴道痉挛可能是因为阴道口损伤性疼痛导致的一种自然保护性反射，反射是非自主性，疼痛反复发作可形成条件反射。阴道痉挛多数是由于精神心理因素所致，如幼年或青春期受某些宗教观念的影响，缺乏对性知识的正确认识，形成了否定性活动的概念。另外也可以由既往严重创伤性性活动引起，被性侵害过的女性中较多见。少数患者可能为外阴或阴道口器质性病变所引起的一种自然保护性反射，由于反复疼痛形

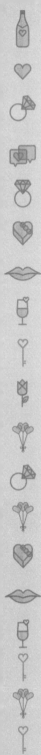

成条件反射，故当病变治愈后仍可出现阴道痉挛。常见的器质性病因有以下几种：

——处女膜或阴道发育异常；

——生殖器疱疹或其他外阴、阴道感染等；

——妇科肿瘤；

——萎缩性阴道炎。

此外，任何年龄出现的造成精神性痛苦的性活动均可能引起阴道痉挛。阴道痉挛的诊断首先从病史中常可发现确定的线索，有精神、心理因素病史，或有器质性疾病病史，性交时阴道肌肉发生不自主持续痉挛，甚至不能正常性交达 3 个月以上，或患者在月经期都不能用阴道棉塞。体格检查发现阴道内指检有环绕阴道外 1/3 部分肌肉非自主性痉挛和缩窄，不能容指等特征。患者经常表现为精神紧张、焦虑苦恼、失眠多梦。如果有合并感染者，可以出现发热等症状。

阴道痉挛的治疗原则应以消除心理障碍为主，正确认识和理解性生活，鼓励夫妻双方共同参与治疗，相互配合，主动照顾对方，纠正不良的性行为习惯，通过感情交流、学习建立起新的配合默契的性行为。医生应指导患者学会进行骨盆肌群的"绷紧—松弛"练习，先尽可能绷紧骨盆肌肉，维持几秒钟后放松，反复进行，骨盆肌肉即相对松弛下来。这样，患者主动强烈收缩骨盆肌肉，而后因不能持续收缩才进入相对松弛状态。这是主动松弛骨盆肌肉最简便、有效的方法。另外还可以使用各种规格的塑料扩张器，以进一步治疗阴道痉挛反应的异常肌肉收缩。

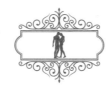

性交出血是初"啪"惹的祸吗？

相信很多朋友都看过《蜗居》这部剧，"海藻"因为"初啪"导致对性生活产生了恐惧，很多观众可能不理解，其实问题的原因很简单。女性在初次性交时可能会出现"意外"——性交出血，如果没有很好的医学知识，不了解常识的话，真的会造成很严重的后果。女性性交出血是指性交时或性交后，阴道或外生殖器局部发生出血现象，一般出血量都不是很多，只有极少数可以引起大出血。

女性性交出血的原因很多，大致可分为性交不当和女性生殖系统局部器质性病变两大类，临床上以后者为多。性交出血是妇科疾病的常见症状，主要原因有：

——宫颈炎（糜烂）；

——宫颈息肉；

——宫颈癌；

——子宫内膜异位症；

——盆腔炎；

——性交损伤。

部分女性上环后性交出血的原因主要是因为宫内环在宫腔内是一个

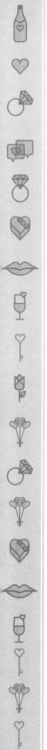

异物，它的机械性压迫可导致子宫内膜的局部损伤、坏死和溃疡，同房的刺激会引起出血。一般过一段时间后，身体适应了避孕环，出血现象就会缓解或消失。但是如果上环后同房出血的情况总是发生，那就要警惕感染等不良情况的出现。

女性排卵期性交出血是很多女性朋友遇到过的情况，排卵期出血量少，两三天即可停止，属于正常现象，由于很多夫妻对排卵期出血不了解，在排卵期不敢同房，造成很多不孕的现象发生，因此，女性排卵期性交出血，且没有其他异常症状的时候属于正常现象，不必过分担心。如果排卵期性交出血过多，并伴有其他并发症的时候就要及时采取措施，到医院进行检查是不是有其他器质性病变，找到原因，积极治疗才行。

女性性交出血，首先要找出病因。因为女性外生殖器局部器质性病变引起的性交出血，治愈了局部病变，性交出血也就痊愈。如外阴溃疡、外阴湿疹、外阴疱疹引起的性交出血，应先消除炎症，并治愈湿疹、疱疹，性交出血自然也就痊愈了。

如因性交不当引起的性交出血，则应该夫妻共同学习性知识，相互体贴，充分合作，采取适当的性交方式和体位。女性要在精神上放松，不要紧张忧郁，消除不必要的顾虑。男性对女性进行充分的爱抚等事前准备工作，以激发女性兴奋。性交时动作要轻柔，切忌粗暴，切忌在阴道没有充分湿润前插入。

绝经后的女性，性交时外阴可适当涂油膏，以改善阴道的滑润和防止萎缩。要适当节制性生活，女性月经期禁止性交。40 岁以上的女性性交出血应警惕生殖器恶性病变的可能。

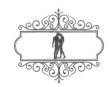

"爱爱"时阴道有排气声，好尴尬

在妇科就诊的患者中常常有一些女性羞羞地提出，在性生活时阴道会发出像放屁似的声音，真的很尴尬。究其原因，这种声音是阴道排气所致，那什么是阴道排气，又是怎么造成的呢？阴道排气就是阴道经常有气排出，如放屁，自己无法控制，严重时籁籁有声，连续不断，这就是中医所说的"阴吹"。中医学解释阴吹多指阴道壁和盆底组织松弛及一些神经官能症。常发生于身体虚弱、精神抑郁、气机不畅的经产妇。产后阴吹人群比较多，西医认为这是由于自然分娩或人流引起弹性纤维断裂、萎缩，使得肌肉松弛，以至于在摩擦的过程中产生大量气体。

阴道排气的可能原因有：

① 阴道排气与阴道炎有关：阴道炎的女性也会有阴道排气的现象，这是由于感染阴道的微生物在繁殖过程中会产生气体并存于阴道内，当体位改变或增加腹压时，这些气体即从阴道里排出。阴道感染时阴道排出的气流多较微弱，而更主要的是有白带增多、外阴瘙痒或阴道不适感觉。

② 阴道排气与直肠－阴道瘘有关：直肠－阴道瘘是较少见的原因，由于直肠和阴道之间存在着异常通道（瘘管），当肛门排气时，小部分

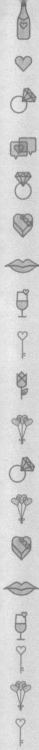

气体通过瘘管进入阴道，然后排出体外。这种情况需到医院检查，行修补手术治疗。

　　造成阴道排气的最常见原因是阴道壁和骨盆底组织松弛，或者因为绝经后皮下组织松弛、萎缩，造成阴道前壁和后壁封闭不紧，从而导致空气进入缝隙。

　　对于房事时排气声响的女性来说，可以通过锻炼阴道肌肉的收缩功能来缓解，方法是做肛门及阴道肌肉的收缩、放松运动。最好在进行房事之前先上厕所，用力将阴道中的空气排出。平时需注意休息，增加营养，多做运动，增强体质。经产妇可以进行局部肌肉锻炼，除了做产后保健操外，还要着重进行盆底、肛门和阴道肌肉收缩的锻炼，有助于产道的复原。如果患阴道炎症或发生直肠阴道瘘，需及时治疗，原发病治愈后阴道排气是可以消除的。为防止阴道排气，分娩时要防止会阴部撕裂伤，一旦发生撕裂伤，应及时修补。

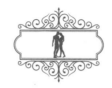

不要给"口交"判死刑

口交正常吗？大多数性学家认为，在具有完全性行为能力的成年人之间发生双方均能接受的性行为都是正常的。口交在正常的性行为中普遍存在，作为性前嬉戏和性高潮后的爱抚，可以增强性趣，增加性生活的活力，促进性生活和谐美满，能给性爱增添色彩和不一般的性爱体验。

怎么定义"口交"？

口交是指在性行为中以口腔、舌、齿或咽喉部位碰触性伴侣生殖器的性刺激方式。然而以口对身体其他部位的性刺激（如亲吻）通常并不视作口交。口交必须是以伴侣的快乐为快乐，如果觉得肮脏，有宗教信仰方面的禁锢，可以开诚布公地商讨，切不可盲目进行。同时应注意床上礼节和卫生，这也是体贴伴侣的表现。口交需要耐心给伴侣一些时间做好心理调整与适应，并且当伴侣同意时，应给予足够的鼓励和称赞。

口交必须要注意卫生，要建立在双方自愿且口腔和外生殖器干净卫生和健康的基础之上，否则会导致某些性病的传播。口交没有怀孕的顾虑，但它也绝非一种绝对安全的性行为。如果口交动作过于粗暴，会擦伤口腔、生殖器，经常口交也会增加患感染性疾病的风险。

可见，口交有风险，张嘴需谨慎。

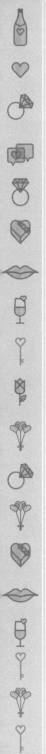

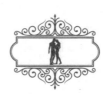

我的天！HPV 与宫颈癌有暧昧关系

世界卫生组织（WHO）指出宫颈癌是全球最致命但也是最容易预防的女性癌症类型。在全球范围内，每年有超过 27 万人死于宫颈癌，其中高达 85% 的死亡病例发生在发展中国家。凭《溏心风暴》中的大契一角再度走红的"香港公主"李司棋，1999 年曾患宫颈癌，经过治疗，凭借坚强的意志，最终恢复了健康。而以出色的演技和优雅的气质赢得众多观众喜爱的影视明星李媛媛则因患宫颈癌，不幸地撇下两岁的儿子与世人永别。2003 年 12 月底，梅艳芳在香港养和医院，因宫颈癌引发肺功能衰竭而不幸病逝。她们都是宫颈癌的患者，宫颈癌是一种发生于子宫颈鳞状细胞交界处的恶性肿瘤，好发于 25 ～ 45 岁的女性，早期常无症状，患者一旦出现症状，则主要表现为年轻女性经期延长、周期缩短、经量增多，老年女性绝经后不规则阴道流血，性生活后出血，阴道排液增多，白色或血性，稀薄如水样或米汤样，有腥臭味。

根据联合国人口基金会统计，宫颈癌发生率的排名为女性癌症第三位，全世界每年约 50 万名女性被诊断出宫颈癌，而我国每年有 13 万个新发病例，约 3 万名女性死于该病。宫颈癌与性生活过早、多个性伴侣、早产或者生产次数较多、经济状况、种族与地理环境等有关，与患阴茎癌、前列腺癌或其前妻曾患宫颈癌的男性有性接触的女性也易患宫颈癌。

宫颈癌也是目前唯一一个病因明确的妇科恶性肿瘤，几乎所有的宫颈癌都由人乳头瘤病毒（HPV）引起，HPV病毒是一种双链DNA病毒，主要感染皮肤黏膜上皮，不同的病毒亚型会导致不同的病变，其中HPV16型和HPV18型是引发子宫肿瘤最主要的类别，超过2/3的宫颈癌病例可以归咎于上述两种类型的HPV病毒。宫颈癌通常由经性行为时感染的HPV病毒引起，高达75%有性行为的人会在50岁前感染HPV病毒，但大部分人都能在免疫系统的帮助下实现自愈，如果持续感染，HPV病毒可通过在子宫颈上皮内的自我复制，逃脱免疫系统的监视，引发癌症。HPV病毒通常要在身体中潜伏10～20年才会发展成为I期宫颈癌。如果0期（子宫颈原位癌）或在此之前被发现，那么医生就有100%的把握把病毒根除，甚至还能保留生育能力。临床上，0期的存活率几乎100%；第III期低于50%；到了第VI期则只有10%～14%的存活率。

HPV病毒的感染途径主要包括以下方面：

（1）性传播途径：这是HPV病毒最主要的传播途径，其传染性较强，病期也较长。

（2）密切接触：直接的皮肤 - 皮肤接触是传播HPV病毒最有效的途径。

（3）间接接触：HPV病毒可以通过感染者的衣物、生活用品、用具等进行传播。

（4）医源性感染：有些医务人员在治疗或护理时防护不到位，接触或使用的医疗器械，没经过彻底地清洁和消毒就进行二次使用，造成

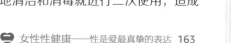

患者感染。

（5）母婴传播：胎儿通过孕妇产道时因密切接触从而感染 HPV 病毒。

（6）烟雾传染：有研究发现，在用激光治疗 HPV 感染时产生的烟雾中有 HPV 存在，这提示含 HPV 的烟雾可能成为 HPV 的传染途径。

宫颈癌可以通过筛检加以预防，目前国际上较为认可的宫颈癌筛查是"三阶梯筛查"，包括细胞学检查、HPV 检测和阴道活检，很多医学研究都显示子宫颈抹片检查可以降低 60% ~ 90% 子宫颈癌侵袭癌的发生率和死亡率，30 岁以上女性若能每 3 年至少接受 1 次子宫颈抹片检查，不但可以预防宫颈癌，如果早期发现宫颈癌癌前病变并给予治疗，更可以阻断后续发展为侵袭癌，达到早期发现、早期治疗。

在门诊常有女性询问，长期没有性生活或已经停经的人为什么也要做抹片检查？这是因为一旦感染 HPV 后，可能潜伏长达 10 ~ 20 年，甚至更久才进展成为子宫颈癌，因此，即使长期没有性生活或是已经停经，仍要定期做抹片检查才能确保健康无虞。筛查频率为：性生活活跃者每年筛查 1 次；如果有性生活、较为年轻的女性，若 HPV 检测结果为阴性，那么 3 年内无须再做 HPV 检查；性生活比较活跃，年龄介于 20 岁到 40 岁之间的女性建议每年筛查 1 次；女性更年期后若 HPV 检测结果呈阴性，可以 3 年不查，60 岁以后即可终止 HPV 筛查。

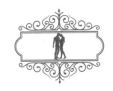

私处瘙痒是怎么了？

外阴瘙痒是临床上常见的一种妇科症状，特别在精神紧张、劳累及食用刺激性食物后容易诱发，最常发生的部位为阴蒂、小阴唇、大阴唇、会阴及肛门周围。外阴瘙痒常常表现为昼轻夜重，呈持续性，严重影响排尿及性生活。各年龄组均可发病，更多见于更年期及老年期女性，严重影响患者工作、学习和生活，因此要给予重视，并且给予积极有效的治疗。

一、外阴瘙痒的原因

1. 局部原因

① 局部过敏，常见的过敏原为避孕套、卫生棉条、卫生巾或其他药物、化学品。

② 特殊感染，引起外阴瘙痒最常见的原因是霉菌性阴道炎和滴虫性阴道炎。当然虱子、疥疮也可导致瘙痒。如果为蛲虫病引起的肛门周围及外阴瘙痒，常常表现为夜间发作。

③ 不良卫生习惯，不注意外阴局部清洁，长期分泌物刺激外阴可引起瘙痒，平时如果穿着不透气的化学纤维内裤，可导致湿热郁积而诱发

瘙痒。

④ 慢性外阴营养不良，以奇痒难忍为主要症状，常常伴有外阴皮肤发白。

⑤ 其他皮肤病变，擦伤、疱疹、湿疹、肿瘤、皮肤过敏等均可引起外阴刺痒。

2. 全身性原因

①黄疸、维生素 A 和维生素 B 缺乏、贫血、白血病等慢性病患者如果出现外阴痒时，常表现为全身瘙痒的一部分。

②妊娠期和经前期外阴部充血有时候也可产生外阴瘙痒不适。

③糖尿病患者尿糖高可对外阴皮肤产生刺激，如果同时伴有霉菌性外阴炎，外阴瘙痒则十分严重。有些患者常常先因外阴部瘙痒和发红而就医，经过系统的检查后才确诊为糖尿病的。

④精神性因素：多由于心理紧张等原因所致，患者常诉外阴瘙痒在夜间加重，妇科系统的检查无发病原因。

由于长期异常分泌物的刺激和搔抓，外阴皮肤可有不同程度的破损、充血、出血、斑疹及表浅小溃疡，继发感染有脓性分泌物，甚至脓肿形成，慢性刺激和搔抓可引起皮肤肥厚、粗糙、苔藓样硬化及色素减退变白。

二、预防外阴瘙痒

首先，饮食上多吃粗粮，如燕麦、糙米、玉米等，通过饮食补充 B 族维生素坚固皮肤。适当食用红枣、枸杞、各种坚果，可养血滋阴、营养皮肤。尽量避免辛辣食物，建议少吃或者不吃。

其次，穿宽松棉质、丝质的衣服，避免化纤衣物与皮肤的摩擦，避免衣服静电对皮肤的刺激。如果新买的内衣，建议清洗后再穿，防止制衣过程中的化学品残留引起皮肤过敏。

最后，积极治疗糖尿病、肾病、肝病等可以引起或加重皮肤瘙痒的内科疾病。

严禁抓搔外阴局部，以防止抓伤皮肤继发感染，可用止痒作用的洗剂、膏霜等。中医治疗以杀虫止痒药物为主，佐以祛风利湿、活血化瘀，中药熏洗或坐浴治疗效果显著。由精神因素导致的外阴瘙痒也可进行心理治疗。必要时直接涂片及培养可以确定感染的性质，从而进行病因治疗。对久治不愈的顽固性瘙痒、硬化苔藓，保守治疗无效时可采用外阴病灶周围皮肤切除术， 但术后有较高复发率。必要时采取局部病变组织活检以明确诊断，排除癌前病变及癌变。

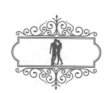

阴虱是什么"鬼"？

有一种虫子特别喜欢人体的私处，它叫阴虱，是一种寄生虫，常见于阴部和肛门周围。而阴虱病是一种传染性极强的性病。

阴虱病最主要的症状是瘙痒，搔抓后还会引起抓痕、血痂，甚至继发脓疱疮及毛囊炎等细菌感染。在阴虱叮咬的地方局部会发红，有高出皮肤表面的小红斑点出现，几天后，局部会隆起出现丘疹。偶尔还可以见灰青色或淡青色斑疹，并且可能持续好几个月。

对阴虱病应该早诊断、早治疗，并要坚持随访。同时还要追查传染源，性伴侣也应该同时诊治。治疗前首先要剃去阴毛，将内衣、内裤及洗浴用具煮沸消毒，床单和被褥等用开水浸泡杀虫。特别注意要避免性生活。治疗的常用药物有林旦乳膏、马拉硫磷洗剂、扑灭司林、硫磺软膏、苯甲酸苄酯乳剂等。如果瘙痒剧烈可用些对症的药物来缓解瘙痒。如果继发了细菌感染则要用抗生素治疗。直到症状消失、体检无虱及虫卵，就可以认为是治愈了。

预防同样是非常重要的，要做到杜绝卖淫嫖娼和两性关系混乱，还要搞好个人卫生，勤洗澡，勤换衣。

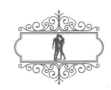

香水"有毒"，私处不能喷

女人们大多对香水一往情深。女人买香水是挑剔它的香味，选择自己最合适的气息。喜欢上一瓶香水真的需要缘分，好像一男一女一见倾心的一瞬间，你知道这就是你想要的，因为你的心有最真切的感受，只要它可以毫无阻碍地通过你的感官直达你的神经末梢，它就属于你了。

之前在门诊遇到过这样的患者，在私处喷香水，结果香水里的化学成分使阴道受到了很大的刺激，导致过敏反应，引起了外阴炎症。

虽说香水是女人们难以戒断的"毒药"，但也不是任何地方都可以随便喷的啊！据说，香水里的化学成分多达500多种，有些香精分子可以分解出有毒的物质，使皮肤烧痛、出疹子，甚至发炎。机智的女人喷香水让自己的魅力加分，而笨女人才会把香水用成害己的"毒药"！

制造香味剂至少需要500多种化学物质，只有不到20%做过毒性试验，结果都是含有毒性，被不少国家列为危险品。因此，使用香水时一定要注意，特别是不适宜使用香水的人群一定要禁用。这类人群包括4类：

（1）哺乳期的妈妈：香水的有害物质会通过乳汁分泌伤害婴幼儿的健康，并且也会影响妈妈健康。

（2）孕妇：香水中的有害成分，对胎儿有不良影响。

（3）儿童：妈妈喷香水时，被身旁的儿童吸入体内，会导致儿童注意力难以集中、学习成绩下降、多动，严重的会导致惊觉、发育迟缓等症状。

（4）月经期女性：月经来潮时女性的免疫力下降，对化学物质反应更加敏感，危害程度更大。

那么我们该如何正确使用香水，不让它伤害我们自己呢？不适合的时期，不用香水。尽量使用天然成分多、化学物质少的香水，在购买时，不要被低廉的价格迷惑，要注意所买香水的质量、品质，有品牌的香水比较让人放心。香水不宜使用过量、过浓。研究人员表示，香水尽管已经将香精稀释，但它仍是一种浓缩物。因此，大量使用后会对人的嗅觉产生强烈刺激，引发头痛、晕眩、恶心的症状。所以，适量使用，对自己和周围环境都有好处。应喷于不易出汗、脉搏跳动明显的部位，如耳后、脖子、手腕及膝后。不要一次喷得过多，少量而多处喷洒效果最佳。浅色衣服上不宜使用，会留下污渍。沐浴后使用，香味释放更浓郁。若想拥有似有似无的香气，将香水喷在空气中，然后在"香水空气"中旋转一圈，就可以让香味均匀地停留在身上。

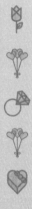

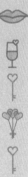

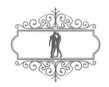

私处洗得越勤越干净吗？

私处不是清洗越勤快越好。因为阴道内环境是弱酸性的，有许多共生菌群的存在。这些菌群的相互抑制作用能够防止某种细菌过度增长而致病，起到保护人体的作用，是人体的免疫防线。经常清洗阴道破坏了酸环境，无疑将这些"好"细菌的相互抑制作用破坏了，导致阴道免疫力下降，引起念珠菌或其他菌感染导致阴道炎。

另外，月经结束后 3 天内，是阴道最易感染发炎和最需要仔细护理、适当清洁的时候，如果护理得当，可令女性整个月经周期都安枕无忧。相反，如果此时阴道清洗的次数过多，亦会导致阴道正常酸碱度改变，使得菌群失调而致病。再则，患了妇科炎症的女性乱选择用药，甚至自行选择抗生素类药物进行治疗，这样只会适得其反。研究人员指出，治疗霉菌性阴道炎并不难，选择非抗生素类药物治疗尤为重要，因为它不含抗生素，高效杀灭病菌的同时不会损伤阴道内的"好"菌群，利于阴道自洁系统的恢复，治疗炎症高效且彻底。

正确的做法是保持良好的卫生习惯。阴部黏膜有便液存留，需要经常清洁。但并不是洗得越勤越好，过度地清洁会破坏黏膜表面的保护膜，使其变得干燥不适，乃至瘙痒。爱清洁的女性朋友，应注意清洗的频率要适当，这样才能减少患病的机会。家里有阴道炎这类患者时，更加需要注意卫生、预防交叉感染，同时更要注意不滥用抗生素，长期大量应用抗生素会破坏阴道菌群的相互作用，使白色念珠菌失去抑制，过度生长而致阴道炎。

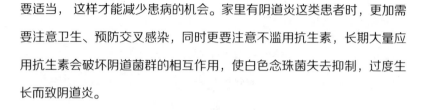

硬科普

　　一些女性很在意自己的私密处——外阴的颜色，如果颜色偏黑就觉得很难堪。其实，外阴、大阴唇的颜色与皮肤颜色一样与个人的基因有很大的关系。外阴部的颜色并非每个人生来都一样，有的人可能呈淡粉红色，有的人呈较深的棕红色，有的人的小阴唇存在着两种颜色，内侧为粉红色，外侧面则颜色较深，甚至偏黑。如果有人拿外阴颜色来评判女性的"纯洁"，就有点偏激了。虽然性生活频繁的女性，由于摩擦的关系会让黑色素增加，但并不能说，所有外阴偏黑的女性都有频繁性生活的历史。一概而论无论在何时都是不理性的。

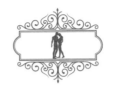

如何正确洗"屁屁"?

私处专用洗液有必要买吗?水能洗干净吗?女生怎么洗"屁屁"?或者说怎么保持个人私处卫生?其实讲究不少呢!也许你不以为然,也许你认为没什么,也就是简单地用肥皂或者沐浴液就可以了,那你就大错特错了。女士"特殊地带"的清洁有它的特殊性,如果清洁方式不正确,甚至会引起女性生殖道感染,不但会给女性在身体上造成伤害,而且阴部的瘙痒、难闻的气味及夫妻性生活时的疼痛都会给女性心理上造成更大的伤害,所以,只有掌握正确的卫生知识,在生活中注重预防疾病的发生,才是远离痛苦的根本。阴道、子宫是女性的生殖器官,爱惜它们,那是你未来或当今幸福的一部分,要好好地保护。

那么,日复一日的洁阴究竟该如何进行呢?

其实,健康女性(无生殖道炎症)洁阴,只需清除外阴部皮肤表面积聚的汗液、皮脂、阴道排液、尿和粪渍,没有必要大动干戈。

清洗私处是观察身体变化的最好时机,如果有异味或不正常的分泌物、小疙瘩或者疼痛,都有可能是私处哪里不太对劲的信号,可能你有性传播疾病,也可能是你清理得太过啦。所以,当你发现了这些不对劲,需要观察一两天,如果这些症状没消失或者更严重了,就要去看医生了,

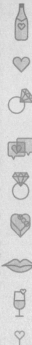

一定要确保私处健康。

洁阴的原则应该是：维护女性生殖道的天然防线，不破坏阴道内的生态平衡，不让外界的病原体进入阴道。一般来说，需注意以下几点：

（1）备好自己的专用清洗盆和专用毛巾。清洗用具在使用前要洗净，毛巾使用后晒干或在通风处晾干，最好在太阳下暴晒，有利于杀菌消毒。因为毛巾日久不见阳光，容易滋生细菌和真菌。

（2）女性阴道是个有自净功能的器官，所以温柔冲洗外阴就可以达到清洁目的了。如果你觉得有必要用香皂，宜挑选最温和的，如选用刺激性较小的婴儿浴皂，以减少对皮肤的刺激，千万不要买刺激性强的或含芳香剂的香皂。另外在使用时，也不要让皂液流入阴道内部，否则会刺激阴道，还可能引发感染。

（3）大便后养成用手纸或湿纸巾由前向后揩试干净后用温水清洗或冲洗肛门的习惯。若不揩净，肛周留有粪渍，污染了内裤，粪渍内含有的肠道细菌会趁机侵入阴道，引起炎症。所以，每天至少应洁阴两次，一次是晚上的常规清洗，一次是排便后。

（4）月经期间，要用温水勤洗外阴，勤换卫生巾，以免血渍成为细菌的培养基。

（5）平时不用护垫，以免增加摩擦及刺激外阴部皮肤，致使局部湿热积聚，引起外阴炎症。

（6）潮湿也是很不好的一点，所以出太多汗后要尽快换件干净清爽的内衣。最后洗得干干净净，没有怪味也会让"爱爱"更加愉悦，特别是口交之前。

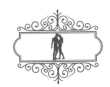

"爱爱"后不能忘记的事

当激情"爱爱"后，大部分的人都会觉得身体有些疲惫，想要睡觉休息或者想要放松一下，这时候就容易做一些错误的事情，比如爱爱后马上就去洗澡、睡觉、吃生冷食物、喝冷饮、吹风扇或空调，这些做法其实都会对身体造成不同程度的损害。

那究竟什么是"爱爱"后不能忘记的事情呢？

（1）性生活后稍事休息，要做的第一件事是排尿。正常女性尿道口周围有许多细菌寄居，在性生活过程中由于碰撞挤压，细菌会通过尿道口进入尿道，进而沿尿道上行至膀胱、输尿管乃至肾脏，引起膀胱炎和肾盂肾炎。男性的阴茎头，特别是冠状沟积存的包皮垢里也有许多细菌，性生活中会进入尿道引起尿路感染。夫妻双方生殖器上的细菌也可以进入对方尿道引起感染。因此，性生活后排一次尿是一种简单有效的清洁手段，尿液冲洗尿道可将细菌冲刷掉，从而减少感染机会。

（2）性生活后清洗下身，这也是必不可少的过程。性生活时男性的精液和女性的阴道分泌物粘在外生殖器上，尤其是女性会阴和男性阴囊部位，既潮湿又不透气，这些分泌物给细菌生存繁殖提供了有利的环境。性生活后及时清洗外生殖器并用干净的毛巾擦干，既能防止外生殖

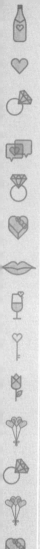

器感染，又能减少泌尿道感染的机会。清洗外生殖器时，应用温水自前向后洗，以免洗过肛周的污水倒流回外生殖器，从而使生殖器受到污染。

（3）性生活后别忘喝杯水。因性生活过程不仅双方性器官处于高度充血兴奋状态，而且从性兴奋期到高潮期，几乎身体的所有组织器官都参与了这一特殊的生理过程。可以说，一次满意的性生活，相当于进行一次中等强度的体育锻炼。此时，机体的能量消耗明显增加，组织器官的代谢旺盛，这一过程要消耗大量的水分，因而性生活后不要马上睡觉，一定要喝一杯水以补充体内水分的不足，否则次日会有疲乏感。特别是中老年人，夜间体内缺水还会造成血液浓缩引发某些疾病，因此，性生活后千万不要忘记喝杯水。

（4）性生活后别忘和对方说说情话、谈谈感受，交流沟通可以让彼此更加了解性生活中对方的感受，不断提高性技巧，创造更加和谐的性生活。

你的"第二张脸"美吗？

女人一放"松""性"福就溜走。岁月催人老，随着时光流逝，美女们不仅面子上流失了胶原蛋白及青春容颜，很多美女的"第二张脸"——生殖器官还承受着难以启齿的隐痛。随着女性社会地位的提高，生殖器官的健康被越来越多的夫妻所关注。女人谈到衰老，永远关注的是自己长了几条皱纹、皮肤松弛几许、色斑多了几个……其实衰老不仅发生于外在，更产生于内在，除了重视面子问题外，更需了解器官衰老的实质。

一、生殖器官衰老的表现

——阴道松弛、弹性减低；

——刺激反应敏感度下降；

——阴道干涩、分泌液体减少；

——阴道内环境紊乱；

——尿失禁。

你中了几条？出现一条以上者就代表需要抗衰工作了。

二、生殖器官为什么会衰老？

（1）老化：女性一般从40岁开始，生殖器官的自然老化过程开始加快，卵巢功能逐渐减退，雌激素量减少，使肌肉张力下降，黏膜萎缩，阴道松弛、干涩、缺少弹性。

（2）过度频繁的性生活：通常，性生活开始越早，性史越长，阴道使用的年限越长，在经常拉伸下越会出现老化松弛的现象，从而出现阴道松弛宽大，刺激后反应性降低，阴道分泌液体减少，可直接影响性生活质量。

（3）多次生育：怀孕、生育，包括人流、药流等，都会致使阴道扩张和弹性减弱及盆腔的肌肉松弛，甚至还会撑大阴道内壁，让阴道不再紧致。

（4）过度清洁：盲目追求私密处清洁，对阴道进行反复多次的过度冲洗及过量使用清洗剂，导致阴道内环境紊乱，使有益菌无法存留，引起阴道干涩，生殖器官长期处于"缺水"状态，加快衰老的步伐。

（5）饮食不均衡：由于过度挑食或盲目挑食，可能引起身体营养供给不足，导致维生素、蛋白质、微量元素的缺失，尤其缺乏维生素 B_2 时，会引起阴道壁干燥、黏膜充血，甚至溃破。

私密处是人体比较脆弱的身体器官，娇柔而敏感，需要多加呵护，注意保持私处清洁，密切关注其状态与变化，定期体检，保持健康的生活习惯与饮食习惯，适当进行体育运动，这些都是保持私密处健康的关键因素。

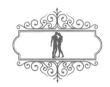

私处变松弛，怎么对付这个不完美？

随着社会的发展，现如今人们正在努力追求生活的高品质，女性私处的保养护理变得不容忽视，尤其是阴道松弛的问题。都说美好的性生活是拴住男人的利器，在欧美，私处护理、时尚缩阴等早已像化妆一样流行。阴道松弛不仅仅影响两性生活，更会大大地影响女性的心理、生理健康。阴道松弛后，阴道壁干涩褶皱不能紧贴，阴道经常处于开口状态，丧失自净能力，会更容易发生细菌感染，引发阴道炎。奇痒不止、小腹疼痛、同房疼、白带异味等症状的出现，都会令人焦虑万分，难以启齿！

阴道松弛的原因有哪些？

阴道松弛是女性随着年龄的增长而出现的一种生理状况，主要人群为产后女性，这是由于顺产、人流引起阴道的弹性纤维断裂萎缩，使得肌肉变得松弛。总的来说，形成阴道松弛的原因有先天性结构松弛、女性流产或分娩之后阴道经过扩张而肌肉弹性减弱、长期慢性腹部高压形成的脱垂等。

阴道松弛会影响男性的紧握感，也会影响女性的充实感。面对这么多不可避免的原因，怎么对付呢？医学上怎么判断阴道松弛呢？女性到底怎么做才能保持阴道肌肉紧致、改善阴道松弛现象呢？

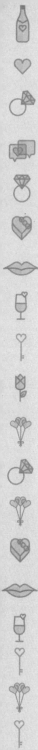

最简单判断阴道松弛的方法是：以食指合并中指进入阴道测量，若宽度超过 2.5 指，并且有提肛肌无力、无法用力夹紧，容易有漏尿情况，就可以考虑治疗了。阴道松弛的治疗方法很多，主要是运动疗法、药物疗法和阴道缩紧手术。

运动疗法是指做骨盆肌肉锻炼，通过锻炼阴道、肛门括约肌及盆底肌肉的收缩力，达到缩阴的效果。每天早晚在空气清新的地方，深吸气后屏气，紧缩肛门 10 ～ 15 秒，然后深呼气放松肛门。可以每天做 2 ～ 3 次，每次 10 分钟。当习惯了以后，平时生活中都可以进行。

药物疗法的原理是将凝胶药物推入阴道内部，修复弹性纤维，使阴道组织收缩，从而改善阴道松弛。

而对于严重的阴道松弛或者伴有膀胱、直肠膨出的情况，仅仅靠锻炼或药物治疗效果甚微，需通过整形手术（阴道缩紧术）的方式直接改善阴道功能。

阴道松弛一旦出现，对身心健康和家庭和谐皆有影响，一定要及时正确地治疗，才能最大限度地解除患者心理和生理上的痛苦，提高性生活质量，恢复女性的自信心，使生活更加和谐美满。

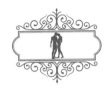

什么是女性私密整复术？

你在性生活时有没有夹不紧、空空的感觉？

大阴唇肥大，穿紧身裤特别丑？

小阴唇左右不对称，颜色暗沉，老是喜欢藏"脏"东西？

阴蒂露不出来？

大笑、打喷嚏时漏尿？

阴道里面有东西凸出来了？

想要增强性满意度？

以上这些问题，在临床上都可以通过手术解决。

一、压力性尿失禁手术

适应于保守治疗效果差，严重影响性生活质量，伴有盆底器官脱垂的患者。目前包括经闭孔无张力尿道中段悬吊术、经耻骨后无张力尿道中段悬吊术、Burch 阴道壁悬吊术、填充注射疗法、阴道前壁修补术等。目前手术疗效确切，恢复时间较短。

二、小阴唇整复术

小阴唇位于大阴唇之间，表面光滑有弹性。长 4 ~ 5 厘米，宽 0.5 ~ 1.0

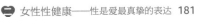

厘米，有一些女性的小阴唇不对称或过度肥大，除外形缺乏美感外，还可造成一些局部的不适感觉，如走路或骑自行车时肥大的小阴唇与内裤摩擦造成疼痛，性交时被带入阴道内造成疼痛、尴尬等。在卫生方面也存在隐患，夹带分泌物易引发感染。另外，粘连、畸形等都需进行外科整形。小阴唇整复术包括单纯切除术、楔形切除术、Z- 成型的小阴唇切除术等。为了达到满意的效果，需要个性化的术前设计与沟通。

三、阴蒂整复术

阴蒂布满了神经末梢，稍触碰或刺激都会引起强烈的性激发和性快感，适当的刺激即可使女性达到性高潮，也是女性自慰最喜爱的刺激部位。性交时，阴茎通过在阴道内抽动而牵动小阴唇，进而刺激阴蒂。女性的阴蒂相当于男性阴茎，阴蒂头相当于阴茎头。正常阴蒂部分被包皮覆盖，阴蒂头外露 0.6 ~ 0.8 厘米。阴蒂包皮过长，阴道口的分泌物积聚在阴蒂包皮与阴蒂头之间，若不及时仔细清洗，可产生慢性炎症，长久下来，阴蒂与包皮粘连， 阴蒂头则产生不适感，性生活时也不容易被刺激，从而影响性生活质量。阴蒂整复术包括阴蒂粘连矫形术、阴蒂阴唇成型术等。

四、阴道缩窄修复术

阴道松弛症是指阴道尿道括约肌、阴道黏膜及阴道周围筋膜松弛而导致阴道收缩力下降、性快感减弱。产后女性若不经过及时的恢复性训练、有产伤未经正规治疗的女性易出现此类症状。另外，随着年龄增长，激素水平的改变，盆底肌收缩功能减弱，便秘、长期咳嗽等持续性增加腹压也是发病原因。阴道松弛降低了性生活中的快感及性满意度。手术适应于盆底肌肉训练无明显改善者，非手术治疗无法纠正的严重松弛者，且男女双方均有迫切愿望希望改善性生活质量。

五、激光治疗

随着医学进步，激光治疗在女性泌尿生殖器官整复治疗中突显出越发重要的价值。在萎缩性阴道炎、阴道松弛症、轻度压力性尿失禁、外阴色素沉着、小阴唇整形等疾病治疗及预防中，激光也拥有自己的一席之地。可应用于生殖整复的激光有两种：CO_2 点阵激光（波长 10 600 纳米）和铒激光（波长 2 940 纳米），其中 CO_2 点阵激光的治疗效果较明显，持续时间长；点阵微损伤和光热作用可激活成纤维细胞新陈代谢，促进胶原纤维增生重排，达到黏膜组织修复再生的目的，恢复阴道黏膜正常生理功能，干涩、疼痛、瘙痒、松弛等症状都可得到显著改善。近几年出现了新一代 CO_2 激光技术——黏膜脉冲，能够以最小的热损伤达到治疗目的。激光治疗适用于在上述疾病的轻度和中度阶段进行非手术治疗，无依赖性，治疗过程无明显疼痛，无须麻醉，可避免上述疾病发展为重度症状，是比较理想的治疗方式。使用 CO_2 激光进行阴蒂阴唇整形手术可在切割时止血，与其他电切类手术器械相比，热损伤更小，不遮挡视野，可达到最佳微创手术效果。

六、女性泌尿生殖器官整复术后需要注意什么？

女性泌尿生殖器官整复手术属于盆底外科及整复外科常规手术项目，选择改变的女性朋友需耐心等待手术的恢复期。术后 3 个月内出现的手术区域肿胀、疼痛、感觉异常均属于正常现象，一般可以自行恢复。一般在手术后 4 ~ 6 周，可以尝试恢复性生活，建议使用避孕套及阴道

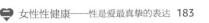

润滑剂。术后预防性口服抗生素 3 ~ 7 天。洗澡时建议选择淋浴，保持手术伤口干燥很关键。术后 2 周起可以在医生指导下进行适当运动，如散步等，逐渐过渡至打保龄球、游泳，跑步及骑马等剧烈活动，一般建议术后 8 周后进行。日常家务及非体力劳动工作建议在手术部位疼痛消失后开始。

以下症状一旦出现，请立即与医生联系：

——出现发热；

——手术区域疼痛难耐，出血、渗出液过多或伴有恶臭；

——排尿、排便困难；

——腹胀、腹痛等。

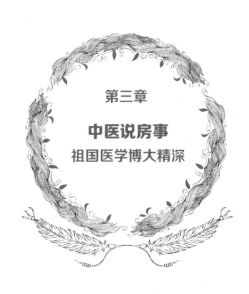

第三章

中医说房事
祖国医学博大精深

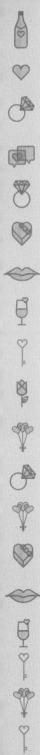

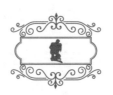

日常要了解的中医知识

中医学与现代医学的理论体系并不相同。作为中国人来说，对祖国传统医学可谓既熟悉又陌生。

中医学最基本理论是"阴阳"学说，这个很形象，男人属阳，女人属阴；火属阳，水属阴。另外就是"五行"学说、"脏腑"学说，中医认为人有五脏六腑，五脏即肝、心、脾、肺、肾，具有统管周身的功能，其与"五行"也就是木、火、土、金、水相对应。

需要提醒大家的是，中医所说的脏腑与现代医学的脏器并不一致。比如，中医认为肾藏精、主生殖，这个"肾"与现代医学的"肾脏"并不是一回事。现代医学的肾脏主要是一个泌尿器官，与生殖活动、精液生成等并无直接关系。

从病因上来说，中医学的病因通常分为内因和外因两大类。外因有风、寒、暑、湿、燥、火等邪；内因则有饮食失调、情志内伤、劳逸失当等，这些致病因素对人体伤害则产生疾病。

基于上述理论，中医处理这些疾病时需要辨证论治，而常用的辨证论治方法有：脏腑辨证、八纲辨证等。"脏腑辨证"即从疾病所属脏腑入手辨别。"八纲辨证"就是从寒热、虚实、阴阳、表里来辨证。临床工作中结合疾病所属脏腑及与气血阴阳等的关系入手辨别疾病，对证处理。比如，我们常听到的肾阳虚证、肾阴虚证，当然也可能存在气滞血瘀、肝气郁结、湿热血瘀等。

 硬科普

　　事物从量变到质变，在中医中相当于表里之说，如疾病侵入人体后，病变有四个层次，即"卫、气、营、血"。如病在"卫"属表，在"气"则病已入里，如果及时治疗，效果还比较好，如果此时不及时治疗，病邪入"营"，则病更进一层，治疗就比较费力，如再耽误时间，病邪入"血"就接近质变了，再不抓紧治疗，病证就会发生质变——"病入膏肓"，此时就无药可救了。

　　无论是西医还是中医，都主张有病不能拖，拖到质变时，就是神医也无能为力了。

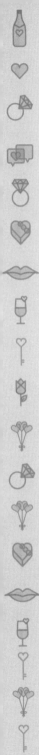

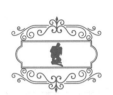

中医学理解的男性性生理

中医学认为男性的性和生殖活动与肾、肝、心、脾的功能最为密切。

《黄帝内经》云"丈夫二八，肾气盛，精气溢泻，阴阳和，故有子""肾者，作强之官，伎巧出焉"，这些其实都是说肾与性、生殖活动关系密切。总的来说，肾气充足、肾精饱满，则性和生殖功能才能发挥正常。

肝主疏泄，调畅情志，调节一身气机的运行。人的气血运行正常依赖于这种气机功能的正常运转。

心主神明，正常情况下心与肾有"水火既济"的关系，维系着心肾功能的正常。

脾乃后天之本。中医学认为人的生殖之精来源于父母，但这种先天之精并不是"用之不完、取之不尽"的，它需要得到后天的充养，而这种补给，也就是来之于脾的"后天之精"。

或许这段文字大家看得会有点累，笔者本意主要是想告诉大家，中医学认为人是一个整体，脏腑之间的功能是相辅相成的，性和生殖并非仅仅与某一个脏腑相关。

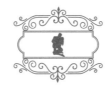

性功能障碍都是肾虚吗？

不知何时，"肾虚"成了家喻户晓的名词。这一方面让我们感叹传统文化和祖国医学的伟大；另一方面不禁让人感叹某些广告宣传的别有用心和"病急乱投医"是多么的可怕。

我们在门诊经常碰到一些就诊者，开口就是"医生，您说我是不是肾虚呢？""我是不是肾有点虚呀？"

从中医的基本理论来讲，肾藏精、主生殖。在五脏与五体关系上来讲，肾主骨。肾阴、肾阳又被称为"元阴""元阳"。因此，理论上来讲肾与男性的性和生殖功能关系密切。肾阳气亏损就会出现腰膝酸冷、精神不振、阳痿早泄、遗尿浮肿、五更泄泻等症状。

那么是不是所有人都会肾虚呢？是不是我们有些不舒服就一定是肾虚引起的呢？是不是男性疾病都是肾虚呢？

绝对不是这样！

从中医的理论来讲，虽肾与性和生殖关系密切，但并不是其他脏腑就与性和生殖活动无关。比如说中医所讲的"肝"，肝主疏泄、调畅情志。人在性和生殖中的情绪变化是最为剧烈的了，因此，我们说"水能载舟，亦能覆舟"，肝与性和生殖活动关系当然密切。其实，从现代医

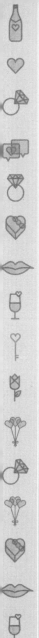

学的角度上讲也是一样的，2/3 以上的勃起功能障碍患者皆为心因性的，也就是因为情绪等因素导致的。

中医诸如此类的论述并不少。常见的还有"精之藏制虽在肾，而精之主宰则在心"，说的就是我们的射精活动往往伴随着强烈的心理体验。名医张景岳还曾有过这样的论述"二阴之所用也，无非气血"，他认为人的前后二阴功能的正常发挥与气血调和的关系也十分密切。

上面的论述，可能读者看来有些吃力，但从另一个方面来讲，可能大家就更好理解：我们现在生活条件与古人来比，那是好得不知有多少倍了，怎么可能有那么多虚证呢？

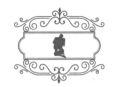

此"肾"非彼"肾"，中西"肾"不同

临床经常可以碰到这样的一幕，患者因为勃起不好看中医，被告知是"肾虚"，而去西医门诊检查，却被医生告知没有"肾病"。还有些人明知患有"肾病"，去中医门诊治疗，却说他"肾"并不虚。

是不是一脸茫然？答案就在于中医的"肾"与西医的"肾"是不一样的。

一、生理状态

中医"肾"强调的是一个功能概念，中医认为肾藏精、主水、纳气，为先天之本，在体合骨，开窍于耳和前后二阴。是涉及人体泌尿、生殖、呼吸、神经、骨骼等多个组织器官的功能集合体，能调节人体功能，为生命活动提供"元气""原动力"。

西医"肾"是一个解剖概念，强调是肾脏这一器官，有排泄毒素和代谢产物，调节水电解质、酸碱平衡，调节红细胞代谢等作用。

二、病理状态

（1）中医"肾病"：肾阴和肾阳统管全身的阴阳，肾阳促进全身之阳，肾阴加强全身之阴，肾阴和肾阳的消长平衡影响着五脏六腑的阴阳动态

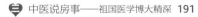

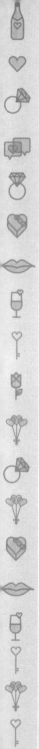

平衡。因此，中医通常讲的"肾病"就是肾虚，既包括肾阴虚也包括肾阳虚，还有肾阴阳两虚等。临床上许多疾病都可以表现出肾虚的症状，但肾虚并不是指肾脏就一定出了问题。

（2）西医"肾病"：肾脏器官出现一系列疾病的总称，包括肾小球肾炎、肾病综合征、慢性肾功能不全等。临床症状常表现为水肿、蛋白尿、血尿、高血压等。部分患者可辨证为肾虚，但还有脾阳虚、气滞血瘀、湿热等证型。因此，并非"肾病"患者就都是肾虚。

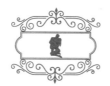

勃起功能障碍的病机

从前文的论述我们知道性功能障碍并非都是"肾虚"在作怪，那么还有其他什么呢？随手在网上搜索一下，您可能发现确实有分型，难以理解。《黄帝内经》中有这样一段话"思想无穷，所愿不得；意淫于外，入房太甚；宗筋弛纵，发为筋痿"，这就是古人对勃起功能障碍（也就是阳痿，古人称为"筋痿"）最重要的认识。这段文字通俗易懂，讲了勃起功能障碍的两个最重要病机，一是想得多而得不到，情志不畅，肝气郁结而发病；二是想得多而做得多，肾气亏虚，肾精不足而发病。由此可见，勃起功能障碍并非都是"肾虚"一种类型。

事实上中医对于勃起功能障碍的分型还有很多种，如气血不足、湿热下注、气滞血瘀等，既有"虚"证，也有"实"证，处理也并非都需要用补益之药。即便是肾虚也分为阳虚、阴虚、气虚、精亏等不同类型。且在临床上往往大部分患者证型兼夹，并非单一证型，如阴虚血瘀、气虚血瘀、肾虚湿热等。

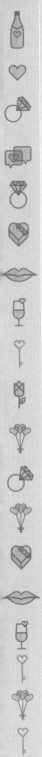

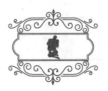

中医是如何治疗勃起功能障碍的？

一般来说，我们将勃起功能障碍分为两大类：一是虚证，如有肾阳虚，肾阴虚，脾肾两虚，心脾两虚等；二是实证，如肝气郁结，湿热下注，气滞血瘀等。

大家其实没有必要太过关注各个具体证型之间的差异，临床上也很难看到单一证型的患者，往往为兼有两个或多个证型的患者，如肝郁肾虚，治疗既要补肾填精，也需要疏肝理气；湿热血瘀，治疗既要清热利湿，也需要活血化瘀。

在这里需要提醒大家的是有"虚"就有"实"，中医并非只有虚证，而无实证，所以处理这类疾病不能一味使用补益类的药物，如六味地黄丸及其类似的方剂，大部分属于补益类药物。六味地黄丸类的中成药多为非处方药，很多患者往往自行购买服用，这是不可取的。尤其在服用一段时间后仍无疗效，则需要考虑是不是存在其他病因病机的可能性，不要一味地补益，或许并非虚证。

另外一方面，勃起功能障碍在中医称为"阳痿"，但并不等于"阳虚"。有些患者一旦出现勃起功能的下降则开始使用各种补肾助阳的中药，往往适得其反。所谓有"阳"即有"阴"，"阴"代表事物的形态、物质方面的属性，而"阳"多代表在阴的基础上产生出来的功能。阴阳互根，孤阴不长，独阳不生。现代人工作节奏快，常熬夜，往往阴虚较阳虚更为常见；而古人由于生活条件的限制，则多见脾阳虚、肾阳虚证。所以在处理勃起功能障碍时要仔细分辨好其"虚实"和"阴阳"所属，同时根据用药后的反应及时调整治疗方案。

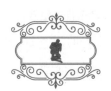

六味地黄丸不是中药"伟哥"

中医门诊经常会有患者说："医生，我勃起不好肾虚，你帮我开点六味地黄丸补补吧！"

一、了解六味地黄丸

六味地黄丸确实是男科常用方剂，但很多男性误将六味地黄丸当成补肾壮阳良品，勃起不好时服两瓶，腰酸乏力、精力下降时来两瓶，这样不管对不对症，不管是不是肾虚，自行服用六味地黄丸的现象很普遍，有必要带大家认识一下六味地黄丸。

六味地黄丸源于《小儿药证直诀》（宋·钱乙），由熟地黄、山茱萸、山药、泽泻、茯苓、丹皮六味药组成，是补肾滋阴的基本方剂，可用于肾阴虚引起的腰膝酸软、头晕耳鸣、手脚心发热、遗精盗汗、阳痿早泄等症。该方以"三补"（熟地黄、山茱萸、山药）配伍"三泻"（泽泻、茯苓、丹皮），补中有泻，寓泻于补，相辅相成，共具滋肾、健脾、养肝之效。临床若能对症使用六味地黄丸，往往疗效确切，基本无不良反应。但由于老百姓只是局限地了解部分中医药知识，无法准确辨证，使得六味地黄丸有被滥用的趋势。

二、人们对六味地黄丸的认识误区

误区一：人到中年易肾虚，补肾就选六味地黄丸。

现代生活条件好，很多中年人是嗨吃嗨喝，又不愿意运动，导致营养过剩，身体发福。中医理论认为，肥人多痰湿，湿邪易困脾，影响脾胃运化，这时应该温阳健脾祛湿，恢复脾胃运化功能，痰湿自然而化。若一味地用六味地黄丸滋补肾阴，如此滋腻之品只会更加阻碍脾胃运化功能的正常进行，加重临床症状，因此非常不合适。

误区二：腰痛就是肾虚，补肾还是六味地黄丸。

很多老百姓认为腰痛就是肾虚，因此，补肾的话首先想到的又是六味地黄丸。但是我们应该知道，腰痛只是一个临床症状而已，很多疾病都可以引起腰痛，比如，腰椎间盘突出、腰肌劳损、肾结石、慢性前列腺炎等，如果在诊断不清楚的情况下，自行盲目服用六味地黄丸，很可能贻误病情，错过最佳治疗时间。

误区三：六味地黄丸是经典古方，没有任何不良反应。

俗话说"是药三分毒"，六味地黄丸组成药物以滋阴为主，滋腻药物长期服用会影响脾胃的运化功能，导致食欲下降、腹胀、便溏等。若是湿热体质或阳虚体质患者服用六味地黄丸，不但不会起作用，可能还会加重临床症状，对身体不利。

因此，六味地黄丸虽然是经典名方，但也不是谁都适合吃。一定要符合肾阴虚的证候，你才可以选择！

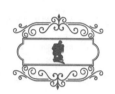

早泄的病机

传统医学对早泄、遗精的认识，有一句比较精练的总结：精之藏制在肾，而主宰在心。这句话的意思是，生殖之精的储存和制造的功能主要由肾来管理，而主宰排出的功能则与心有关。一般来说，我们谈到早泄往往会想到肾虚，但从这句话我们可以看出遗精、早泄往往并非单纯与肾有关，精关之开阖与心亦有很大的关系。所谓"精之主宰在心"即说明心才是精关的守门大将。

中医认为，心在五行中属火，肾在五行中属水，心居于上焦，为"五脏六腑之大主""主明则下安，主不明则十二官危"，常人心火下交于肾，以助肾阳温煦肾阴，使肾水不寒，维持肾阴与肾阳平衡协调。肾居于下焦，藏精主水，故曰"水脏"，肾水当上济于心火，即肾水上承于心，使心火不亢。心火与肾水上下交通，水火互济的关系称"水火互济""心肾相交"或"心肾相通"等。如心火亢盛、肾阴不足皆可使精室受扰、精关不固，从而出现遗精、早泄。

此外，中医辨证论治时除脏腑角度来认识疾病，还有比较常用的就是"八纲"辨证，也就是虚实、寒热、阴阳、表里。前面我们所述心、肾与遗精、早泄的关系主要是从脏腑的角度来讲，如果从"虚实"角度来说是不是都是虚证呢？其实也并非如此。临床上常见的早泄及遗精从虚实角度来说就有两种，一种为久病体虚、大病未愈、年老体弱，表现为体倦乏力、疲劳困倦，劳累后则出现遗精或早泄加重，休息得当后则症状有所缓解，这类大多属于"虚证"，治宜补养固涩。另一种患者则常见形体壮实、遗精频作或早泄明显、射精有力且快感明显、平素饮食不节或好食肥甘厚味，或伴尿黄而赤，或伴口干口苦等，此类患者则大多属于"实证"，治宜清泄。

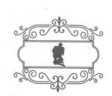

中医是如何治疗血精的？

中医认为血行于血络之中，火热之邪伤及血络，迫血妄行，则出现血行脉外，从而出血，在精室则为"血精"。这种火热之邪既有外感湿热之邪，亦有阴虚内热、虚火自炎的可能，所以在临床上血精通常以两种证型最为多见，即湿热下注型和阴虚火旺型。另外还有脾不统血、肾气不足等，但并不多见。

所谓湿热下注型，外感湿热之邪气，循精道、肝经等传入精室，侵袭精室，损及精室血络，络破血溢。这个多见于血精的早期，表现为精液色红，颜色鲜艳，伴有尿频、尿急、尿黄或赤、口干口苦或有少腹拘挛等，此类通常需要清利湿热，凉血止血，多用小蓟饮子加减。

部分血精患者热象并不明显，或出血不多，无明显外感之象，或于血精后期等，则往往是阴虚内热型的血精，此时治疗则以养阴为主，如果是血精后期的患者同时用以化瘀之法，常用二至丸、知柏地黄丸等加减使用。

总的来说，血精在中医并非是一个十分复杂的疾病，相对早泄、阳痿来说其证型要简单得多。不过血精的治疗过程中也有一些是反复发作的血精，这些往往难以处理，必要时仍然需要中西医结合治疗，配合抗生素抗感染。反复发作的血精甚至可以考虑精囊镜手术。

"一滴精十滴血"，你信吗？

中医认为肾为先天之本，主藏精，肾中所藏之"精"有两个来源：一是源于父母的生殖之精，也就是"先天之精"；二是来源于人出生后，身体从饮食中摄取的营养成分和经脏腑代谢后化生的各种精微物质，以及自身产生的生殖之精，我们统称之为"后天之精"。

先天之精和后天之精相互融为一体，"先天之精"有赖于"后天之精"不断培育和充养，才能日渐充盈，充分发挥各种生理效应；"后天之精"又有赖于"先天之精"的活力资助，才能不断地摄入和化生。就像人的气血生成要靠精气来化生，同时气血旺盛，又可以转化为精，藏之于肾，所以中医学又有"精血同源"之说。肾所藏之精气，为人的一切生命活动的原动力，没有精就没有血。因此，"一滴精十滴血"只是用来形容精气在人体内的重要性，千万不能将中医学的"精""血"概念等同于现代医学的"精液"与"血液"。

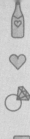

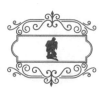

中医说：行房需有时

对现代都市人来说，熬夜已是家常便饭，很多人都习惯晚睡，一部分原因可能是加班工作，也有一部分原因是夜宵、饮酒、K 歌，很多人只有到了凌晨才有睡意。俗话说"饱暖思淫欲"，因此，很多年轻夫妻通常喜欢在子夜或凌晨时分行房事。这样的生活方式是否健康呢？中医有话要说。

中医学强调"天人相应"，昼夜晨昏自然界阴阳的消长，人体应与之相应。一日之内，清晨阳长阴消，中午阳气最旺，傍晚阳消阴长，夜半阴气最盛。因此，我们的性生活也需要遵循这个规律，方才有益于身心健康。

一、子时行房是有害的

子时就是 23 点到次日凌晨 1 点，这个时间段阴气最旺，但恰巧也是阳气初生之时，刚刚萌芽的阳气，非常娇嫩，如果不倍加爱护而随心所欲行房事，将消耗大量的肾精和阳气，必然不利于阳气的生发，第二天人体的阳气就会匮乏，易产生困倦、乏力。因此，许多中医养生大家认为：子时做爱的付出是平时的 100 倍，是严重透支生命的大蠢事！

二、晨起性生活是否适宜？

有的人会问：子时不宜性生活，那经过一夜休整，清晨起床前性生活是否适宜呢？当然是不适宜的。我们都知道，上班族过着"朝九晚五"的生活，清早匆匆起床，吃早餐，赶地铁，然后马上投入白天紧张忙碌的工作之中，清晨虽阳气尚充，若经性生活耗损，自然不利于身体短时间内恢复，影响整个人精神状态。

但是，如果在周末，您行完房事后能有足够的闲暇时间，偶尔尝试一下晨起性生活的乐趣也未尝不可。现代医学研究发现，晨起八九点钟的时候，正是荷尔蒙分泌的高峰，更有助于培养两人的亲密关系。

三、亥时（21: 00 至 23: 00）是性生活的最佳时间

中医学认为，戌时（19: 00 至 21: 00）是"阴气正盛，阳气将尽，喜乐出焉"之时，男女此时应放松娱乐，为接下来的亥时进行性生活做好准备。亥时性生活完后，可立即入睡，男女双方能得到充分的休息，为第二天的学习和工作储存充沛的"能量"。因此，上班一族平时可多选择亥时的"鱼水之欢"为佳。

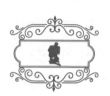

药补不如食补，"性"福吃出来

食物是最好的医药，是人体最好的医生。药食同源，凡膳皆药，食补是祖先留给我们最珍贵的秘方，部分早期的性功能异常患者，很多通过饮食调养，也可以变得健康起来。

一、适合不同体质类型的食物

（1）滋阴类：这类食物的主要作用是滋肾养肝。适用于肝肾阴虚导致的阳痿早泄、遗精滑精、腰膝酸软、口燥咽干、虚烦不眠，甚则五心烦热、骨蒸盗汗等。常用的食物有黑芝麻、蜂蜜、甜杏仁、黑豆、胡萝卜、番茄、枸杞子、核桃仁、鸡肉、鳖肉、燕窝等。

（2）壮阳类：这类食物的主要作用是温肾壮阳。适用于阳痿早泄、遗精遗尿、小便清长或溺后余沥，并伴虚胖畏冷、腰膝酸痛、肢软乏力、精神萎靡等。常用的食物有韭菜、羊肾、胡桃肉、栗子、狗肉、羊肉、牛肉、麻雀肉、鹿肉、鸽肉、羊鞭、狗鞭、牛鞭、雄蚕蛾、对虾等。

（3）益气类：这类食物的主要作用是健脾益气、补虚劳。适用于肺脾气虚和短气咳喘、神疲乏力、食少纳呆、面色不华、易自汗出、精神不振等症。常用的食物有糯米、高粱、大麦、马铃薯、蘑菇、猴头菇、带鱼、黄鳝、鸡肉、鸡蛋、鹌鹑（蛋）、鸽肉、猪瘦肉、牛奶等。

（4）补血类：这类食物的主要作用是补血养血。适用于血虚所致的头晕目眩、面色苍白、精神疲倦、肢体麻木、心悸失眠等。常用的食物有菠菜、龙眼肉、枣子、松子、荔枝、桑葚、鸭肉、羊肝、鲍鱼、乌贼、海参、龟肉及动物血等。

（5）养心安神类：这类食物的主要作用有养心阴、益心气、安心神。适用于心气虚弱或心血不足引起的心悸、怔忡、健忘失眠、多梦易惊、体倦无力、遗精淋浊等症。常用的食物有柏子仁、酸枣仁、百合、玫瑰花、大枣、龙眼肉、羊心、猪心、蜂蜜等。

二、药膳方

（1）滋补肾阴药膳——一品山药：原料为生山药 500 克，面粉 150 克，核桃仁、什锦果脯、蜂蜜适量，白糖 100 克，猪油、芡粉少许。制作方法是将生山药洗净，蒸熟，去皮，放入搪瓷盆中加面粉，揉成面团，再做成饼，上置核桃仁、什锦果脯适量，上锅蒸 20 分钟，出锅后在圆饼上浇一层蜜糖（蜂蜜 1 汤匙，白糖 100 克，猪油和芡粉少许），加热即成。功效为滋补肾阴。适用于肾阴亏损而致阳痿、早泄、遗精等病症。

（2）温补肾阳药膳——羊肉蒜虾汤：原料为羊肉 100 克，虾仁 20 克，大蒜 30 克，调料少许。制作方法是先取羊肉洗净切成薄片备用，将虾仁加水煮至半熟，放入羊肉、大蒜和调料，煮沸 15 ~ 20 分钟，煮熟后吃肉喝汤。功效为补肾壮阳。适用于肾阳虚所致的阳痿。

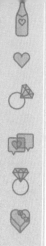

附录 健康自评表

早泄诊断量表

早泄诊断量表（The Premature Ejaculation Diagnostic Tool，PEDT）是一个快捷、方便的早泄患者自我评估问卷，主要包括射精控制力、性生活频率、最小性刺激、沮丧情绪、性生活满意度和夫妻感情等问题条目，如表1所示。每一个问题，选择与您目前想法和感受最贴切的回答。

表1　早泄诊断量表

	0	1	2	3	4	得分
1. 性交时想延迟射精有多大困难？	没有困难	有点难	中等难度	非常困难	完全无法延迟	
2. 射精发生在想射精前的机率？	没有或几乎没有（0%）	较少（25%）	大约一半（50%）	数时间（75%）	几乎每次或总是（100%）	
3. 是否受到很小的刺激就会射精？	没有或几乎没有（0%）	较少（25%）	大约一半（50%）	数时间（75%）	几乎每次或总是（100%）	
4. 是否对过早射精感到沮丧？	一点也不	有一点	一般	相当多	非常多	
5. 是否担心您的射精时间会让配偶不满意？	一点也不	有一点	一般	相当多	非常多	
总分						

注：≥ 11 分存在早泄；9 分或 10 分可能存在早泄；≤ 8 分表明无早泄。

 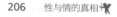

国际勃起功能评分（IIEF-5 评分）

国际勃起功能评分（International Index Of Erectile Function，IIEF-5 评分）是勃起功能诊断的重要工具之一，如表 2 所示。根据评估结果，勃起功能障碍的严重程度可分为轻度、中度和重度。请根据您过去 3 个月的性生活实际情况回答以下问题，选择适当评分。

表2　国际勃起功能评分

	0	1	2	3	4	5	得分
1. 对阴茎勃起及维持勃起有多少信心？		很低	低	中等	高	很高	
2. 受到性刺激后有多少次阴茎能够坚挺地插入阴道？	无性活动	几乎没有或完全没有	只有几次	有时或大约一半时候	大多数时候	几乎每次或每次	
3. 性交时有多少次能在进入阴道后维持阴茎勃起？	没有尝试性交	几乎没有或完全没有	只有几次	有时或大约一半时候	大多数时候	几乎每次或每次	
4. 性交时保持勃起至性交完毕有多大的困难？	没有尝试性交	非常困难	很困难	有困难	有点困难	不困难	
5. 尝试性交时是否感到满足？	没有尝试性交	几乎没有或完全没有	只有几次	有时或大约一半时候	大多数时候	几乎每次或每次	
IIEF-5 评分							

注：一般而言，IIEF-5 评分 < 7 分为重度勃起功能障碍；8 ～ 11 分为中度勃起功能障碍；12 ～ 21 分为轻度勃起功能障碍。

慢性前列腺炎症状评分表

是慢性前列腺炎诊断的客观指标相对缺乏并存在诸多争议。因此，推荐应用慢性前列腺炎症状评分表（Chronic Prostatitis Symptom Index，NIH-CPSI），以此来了解并量化患者的临床症状以及对治疗效果的评估。

NIH-CPSI 主要包括三部分内容组成，共有 9 个问题（0 ~ 43 分）。第一部分评估疼痛部位、频率和严重程度，由问题 1 ~ 4 组成（0 ~ 21 分）；第二部分为排尿症状，评估排尿不尽感和尿频的严重程度，由问题 5 ~ 6 组成（0 ~ 10 分）；第三部分评估对生活质量的影响，由问题 7 ~ 9 组成（0 ~ 12 分），如表 3 所示。此评分表简单、快捷，易为患者接受，已在临床上广泛使用。

表3　慢性前列腺炎症状评分表

1. 疼痛不适	1. 在上一周里，在下列部位是否感到疼痛和不适		
		是	否
	a. 肛门与阴囊间	☐ 1	☐ 0
	b. 睾丸	☐ 1	☐ 0
	c. 阴茎头	☐ 1	☐ 0
	d. 腰骶部、膀胱区	☐ 1	☐ 0
	2. 上一周是否经历过		
		是	否
	a. 排尿时疼痛或烧灼感	☐ 1	☐ 0
	b. 射精时或其后感到疼痛或不适	☐ 1	☐ 0
	3. 上一周，上述部位疼痛或不适的频度		
	☐ 0 从不		
	☐ 1 偶尔		
	☐ 2 有时		
	☐ 3 经常		
	☐ 4 多数时候		
	☐ 5 总是		
	4. 您觉得用哪个数字来描述您的疼痛或不舒服最合适 你能想象中最痛的感觉？ ☐ 0 ☐ 1 ☐ 2 ☐ 3 ☐ 4 ☐ 5 ☐ 6 ☐ 7 ☐ 8 ☐ 9 ☐ 10 无痛		

	5. 上一周里排尿不净的感觉频度
	□ 0 从不
	□ 1 少于 1/5 的次数
	□ 2 少于 1/2 的次数
2. 排尿	□ 3 大约半数
	□ 4 半数以上
	□ 5 几乎总有
	6. 上一周后，排尿后不到 2 小时又有排尿的感觉的频度
	□ 0 从没有
	□ 1 5 次中不到 1 次
	□ 2 不足半数
	□ 3 大约半数
	□ 4 多于半数
	□ 5 几乎总是
3. 症状的影响	7. 上述症状是否影响你的日常生活
	□ 0 无影响
	□ 1 仅有一点
	□ 2 有一些
	□ 3 很多
	8. 你是否总在考虑着你的症状
	□ 0 没有
	□ 1 仅有一点
	□ 2 有些时候
	□ 3 不时地在想
4. 生活质量	9. 如不治疗就这样过以后的生活，你怎么想？
	□ 0 非常满意
	□ 1 满意
	□ 2 基本满意
	□ 3 满意与不满意差不多各半
	□ 4 基本上不满意
	□ 5 不满意

注：按照症状严重程度（疼痛＋排尿症状）分为三级：轻度为 0 ～ 9 分；中度为 10 ～ 18 分；重度为 18 ～ 31 分。总体评分也分为三级：轻度为 0 ～ 14 分；中度为 15 ～ 29 分；重度为 30 ～ 43 分。

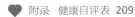

迟发性性腺功能减退症自测表

老年男性雄激素缺乏（androgen deficiency of the aging male, ADAM）又名迟发性性腺功能减退症（late onset hypogonadism，LOH），是一种由于性腺功能衰退等原因导致的雄激素缺乏从而出现的一系列临床和生物化学综合征。根据表 4 可以自测是否患有该疾病。

表4　迟发性性腺功能减退症自测表

1. 是否有性欲减退？	□是 □否
2. 是否有体能下降？	□是 □否
3. 是否有体力和（或）耐力下降？	□是 □否
4. 是否有身高降低？	□是 □否
5. 是否有生活乐趣减少？	□是 □否
6. 是否有忧伤和（或）脾气不好？	□是 □否
7. 是否有勃起不坚？	□是 □否
8. 体育运动能力最近是否有所下降？	□是 □否
9. 餐后是否爱打瞌睡？	□是 □否
10. 最近的工作表现是否不佳？	□是 □否

注：对每个问题回答"是"或"否"，问题 1 或问题 7 或任何 3 个其他问题回答"是"即定为阳性问卷。

迟发性睾丸功能减退症状调查表

选择的调查表（表 5）内容是以最近 6 个月的个人感受为依据。

表5　迟发性睾丸功能减退症状调查表

1. 体能症状	1. 是否感到容易疲劳？	□ 1 半数以上时间均有 □ 2 半数时间有 □ 3 少数时间有 □ 4 没有
	2. 是否有肌肉或骨关节痛？	□ 1 半数以上时间均有 □ 2 半数时间有 □ 3 少数时间有 □ 4 没有

	3. 是否有潮热阵汗?	☐ 1 半数以上时间均有 ☐ 2 半数时间有 ☐ 3 少数时间有 ☐ 4 没有
	4. 是否有烦躁易怒?	☐ 1 半数以上时间均有 ☐ 2 半数时间有 ☐ 3 少数时间有 ☐ 4 没有
2. 精神症状	5. 是否有无原因的惊恐不安?	☐ 1 半数以上时间均有 ☐ 2 半数时间有 ☐ 3 少数时间有 ☐ 4 没有
	6. 是否有记忆力减退?	☐ 1 半数以上时间均有 ☐ 2 半数时间有 ☐ 3 少数时间有 ☐ 4 没有
	7. 是否对生活失去乐趣?	☐ 1 半数以上时间均有 ☐ 2 半数时间有 ☐ 3 少数时间有 ☐ 4 没有
	8. 是否对异性无感觉,失去兴趣?	☐ 1 半数以上时间均有 ☐ 2 半数时间有 ☐ 3 少数时间有 ☐ 4 没有
	9. 是否对性生活感到厌倦?	☐ 1 半数以上时间均有 ☐ 2 半数时间有 ☐ 3 少数时间有 ☐ 4 没有
3. 性功能症状	10. 是否存在晨勃消失?	☐ 1 半数以上时间均有 ☐ 2 半数时间有 ☐ 3 少数时间有 ☐ 4 没有
	11. 是否有勃起功能障碍?	☐ 1 半数以上时间均有 ☐ 2 半数时间有 ☐ 3 少数时间有 ☐ 4 没有
	12. 是否有胡须或阴毛脱落?	☐ 1 半数以上时间均有 ☐ 2 半数时间有 ☐ 3 少数时间有 ☐ 4 没有
总分		

注:总分 ≤ 18 分为重度症状;18 ~ 24 分为中度症状;24 ~ 36 分为轻度

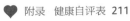

症状; >36 分为正常。有轻度症状以上的患者应怀疑存在老年男性雄激素缺乏，需要进一步检测血清睾酮水平。

汉密尔顿抑郁量表（24 项）

表6　汉密尔顿抑郁量表

1. 情绪抑郁（沮丧、无望、无助、无价值）	□ 0 没有
	□ 1 只在问时才诉述
	□ 2 在谈话中自发的表达
	□ 3 不用言语也可从表情、姿势、声音、或欲哭中表现这种情绪
	□ 4 病人的自发言语和非言语表达（表情、动作）几乎完全表现为上述情绪
2. 有罪感	□ 0 没有
	□ 1 自责，感到连累他人
	□ 2 认为自己犯了罪，或反复思考以往的失误或过错
	□ 3 认为目前的疾病是自己所犯错误的惩罚，或有罪的妄想
	□ 4 罪恶妄想伴有指责或威胁性妄想
3. 自杀	□ 0 无
	□ 1 觉得活着没有意义
	□ 2 希望自己已经死去，或经常想到与死有关的事情
	□ 3 自杀念头
	□ 4 严重自杀行为
4. 入睡困难	□ 0 入睡无困难
	□ 1 有时入睡困难，即上床半小时扔无法入睡
	□ 2 每晚均有入睡困难
5. 睡眠不深	□ 0 没有
	□ 1 患者诉睡眠浅、多恶梦
	□ 2 半夜起床两次（不包括上厕所）
6. 早醒	□ 0 没困难
	□ 1 早上较早醒来，但能再次入睡
	□ 2 起床后不能再次入睡

7. 工作和兴趣	□ 0 没困难
	□ 1 有对工作、嗜好失去兴趣，无精打采的感觉
	□ 2 自发或间接的表达活动、工作或学习失去兴趣。如感到没精打彩、犹豫不决，不能坚持或需要强迫自己去工作或活动
	□ 3 活动时间减少或成效降低，住院患者每天参加病室劳动或娱乐不满三小时
	□ 4 因目前的疾病而停止工作，住院患者不参加任何活动或者没有他人帮助便不能完成病室日常事务
8. 迟缓	□ 0 正常的思维和言语（速度）
	□ 1 精神检查时发现轻度迟缓
	□ 2 精神检查中发现明显迟缓
	□ 3 精神检查进行困难
	□ 4 完全不能回答问题（木僵）
9. 激越	□ 0 无
	□ 1 检查时有些心神不定
	□ 2 时显心神不定或小动作多
	□ 3 不能静坐，检查中曾起立
	□ 4 搓手、咬手指、扯头发、咬嘴唇等
10. 精神性焦虑	□ 0 无
	□ 1 主要是紧张和易怒
	□ 2 对小事感到担忧
	□ 3 表情和言语流露出明显焦虑
	□ 4 明显惊恐
11. 躯体性焦虑	□ 0 无
	□ 1 轻度
	□ 2 中度，有肯定的上述症状
	□ 3 重度，症状严重，影响生活或需要处理
	□ 4 严重影响生活和活动
12. 胃肠道症状	□ 0 无
	□ 1 食欲减退，但不需要他人鼓励便自行进食
	□ 2 进食需要他人催促或请求，或需要应用泻药或助消化药物

	□ 0 无
13. 全身症状	□ 1 四肢、背部、头部、肌肉沉重感或疼痛，全身无力，疲乏
	□ 2 症状明显
14. 性症状（如性欲丧失）	□ 0 无（不适用）
	□ 1 轻度
	□ 2 重度
15. 疑病	□ 0 无
	□ 1 对身体过分关注
	□ 2 反复考虑健康问题
	□ 3 有疑病妄想
	□ 4 伴幻觉的疑病妄想
16. 体重减轻	□ 0 无
	□ 1 可能体重减轻（一周内体重下降 ≥ 0.5 公斤）
	□ 2 确实体重下降（一周内体重下降 ≥ 1 公斤）
17. 自知力	□ 0 知道自己有病，表现为抑郁
	□ 1 自己知道有病，但归咎于伙食环境问题，工作过忙，病毒感染或需要休息等外部原因
	□ 2 完全否认有病
18. 日夜变化	□ 0 无
	□ 1 轻度变化
	□ 2 重度变化，症状昼重或夜重，请注明并评价其严重程度
19. 人格解体或现实解体	□ 0 无
	□ 1 轻，问及才诉述
	□ 2 中，自发诉述
	□ 3 严重，有虚无妄想
	□ 4 伴有幻觉的虚无妄想
20. 偏执症状	□ 0 无
	□ 1 有猜疑
	□ 2 偏执观念
	□ 3 关系妄想或被害妄想
	□ 4 伴有幻觉的关系或虚无妄想

21. 强迫观念和强迫行为	☐ 0 无
	☐ 1 轻，问及才诉述
	☐ 2 中，自发诉述
22. 能力减退感	☐ 0 无
	☐ 1 仅在提问时引出主观体验
	☐ 2 病人主动表示有能力减退感
	☐ 3 需要鼓励、指导和安慰才能完成病室日常事务或个人卫生
	☐ 4 穿衣、擦洗、进食、铺床等以及个人卫生均需要他人协助
23. 绝望感	☐ 0 无
	☐ 1 有时怀疑："情况是否会好转"，但解释后能接受
	☐ 2 持续感到"没有希望"
	☐ 3 对未来感到灰心，悲观和绝望，解释后不能排除
	☐ 4 自动反复诉述："我的病不会好了"，或诸如此类的话
24. 自卑感	☐ 0 无
	☐ 1 仅在询问时诉述有自卑感
	☐ 2 自动诉述有自卑感
	☐ 3 病人自动诉述："我一无是处"
	☐ 4 自卑达到妄想的程度，例如："我是个废物"
总分	

注：HAMD-24 总分 ≥ 35 为严重抑郁；≥ 20 为轻或重度抑郁；≤ 8 无抑郁症状。

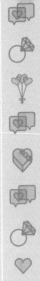

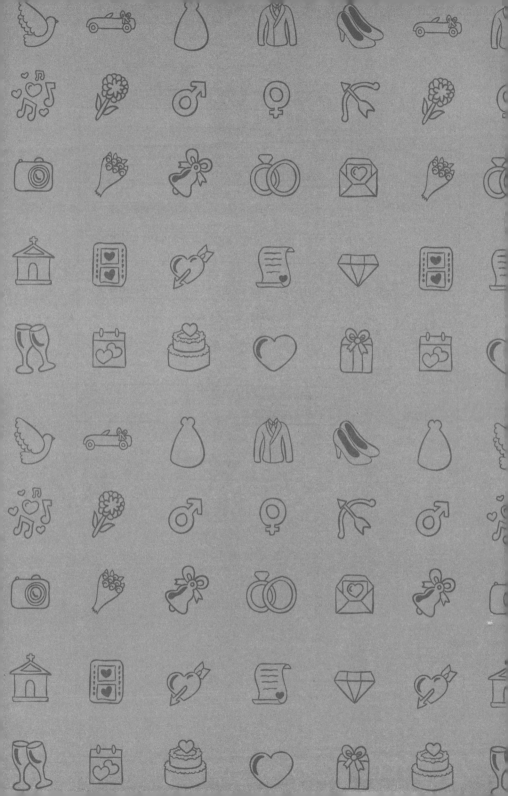